体の不調とおさらばできる

イタリア薬膳ごはん

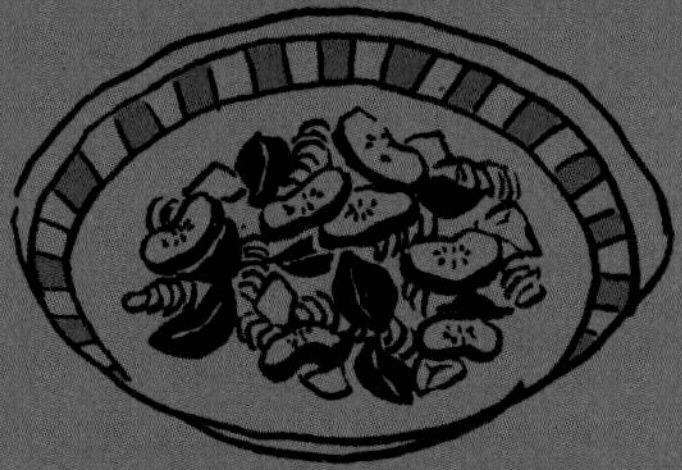

中村浩子
新田玲子
（レシピ・料理製作）

講談社

はじめに

うすべに色の桜咲く春から、真っ白な雪が積もる冬まで、四季に梅雨も含めた日本の五季は美しさに満ちています。わたしたちは、この五季の自然の恵みで料理を作り、食べ、体を養ってきました（P122参照）。

ですが、わたしたちをとりまく自然は年々、厳しさを増しています。平穏な暮らしを呑みこむ梅雨の豪雨、熱帯かと思うほどの夏の暑さ、電柱をもなぎ倒す秋の台風。いずれも人が自然を壊しすぎてしまったことと関わっており、新型コロナウイルスという疫病もその結果のひとつかもしれません。こうした天災や疫病による不安や憂いは、多くの人の体と心に不調をもたらします。

疫病をきっかけにテレワークが導入され、自宅で食べる回数が増えました。料理はいままで女性にどうしても負担がかかりがちでしたが、男性も家で料理に奮闘するようになっています。有効な時間の使い方を見直し、手軽なのに本物の味、健康によい料理を作って、自分と大切な人を守りたいと思うようになったのではないでしょうか。疫病にかからないよう免疫力を高め、体と心の不調を病気にまで進ませない、しかも簡単でおいしい料理がいま、求められています。

働く男女だけでなく、高齢者にとっても、健康を保ち、老化を進ませない料理が短時間でできることほど嬉しいことはないでしょう。体質・体調は住む国や場所に左右されますので、日本に住むかぎり、地元の食材を使った和食を食べるのがいちばん体によいことになります。ですが、手軽さという点では、家で作る料理にパスタが多いことは、コロナ禍中にパスタを買いこんだ方が多かったことからもわかります。

現代の食卓によく上るパスタほかイタリア料理は、実は和食と同じくらい健康によい料理です。そこで、五季に合わせた養生ができたり、体と心の不調が改善できたりするイタリア家庭料理のレシピを提案したいと考えました。しかも、スーパーやネットショップで売られている身近な、でもきちんとした食材を使って、時間をかけずに本物イタリア料理の味になるレシピです。体と心の健康をめざしたイタリア料理ですので、そこにはアジアの伝統医学をベースにした薬膳の考え方を取り入れました。

老いも若きも、男性女性を問わず、誰かが誰かの体を思いやって料理を作る日が来るといいと思います。料理の時間を短くした分、その大切な誰かといっしょに食べ、ゆったりと楽しむ時間が少しでも増えることを願っています。

それが健康で幸せな人生への道のひとつだと思うからです。

中村浩子

もくじ

◎この本の使い方

◆パスタの仕上げで水分が足りない場合、パスタのゆで汁とオリーブオイル（分量外）で調節してください。

◆パスタ、リゾット以外は2人分で盛りつけています。

◆計量の単位は、カップ1＝200cc（mℓ）、大さじ1＝15cc（mℓ）、小さじ1＝5cc（mℓ）です。

◆食材を洗う、皮をむく、へたや種、石づきを取るなど、下ごしらえの記載を省略している場合があります。

◆レシピ下の食材の性質・味・効能について

菜の花 涼 辛 甘 苦 血行促進／解毒
赤唐辛子 熱 辛 体を温める
にんにく 温 辛 甘 体を温める／解毒

［性質］寒性・涼性・平性・温性・熱性の略
［ 味 ］酸味・苦味・甘味・辛味・鹹味《かんみ》・淡味の略
※微がつくものは「やや」の意。
詳しくはP118をご覧ください。

Ricette Italiane

第1章

Capitolo 1

養生・体調改善
イタリア料理レシピ

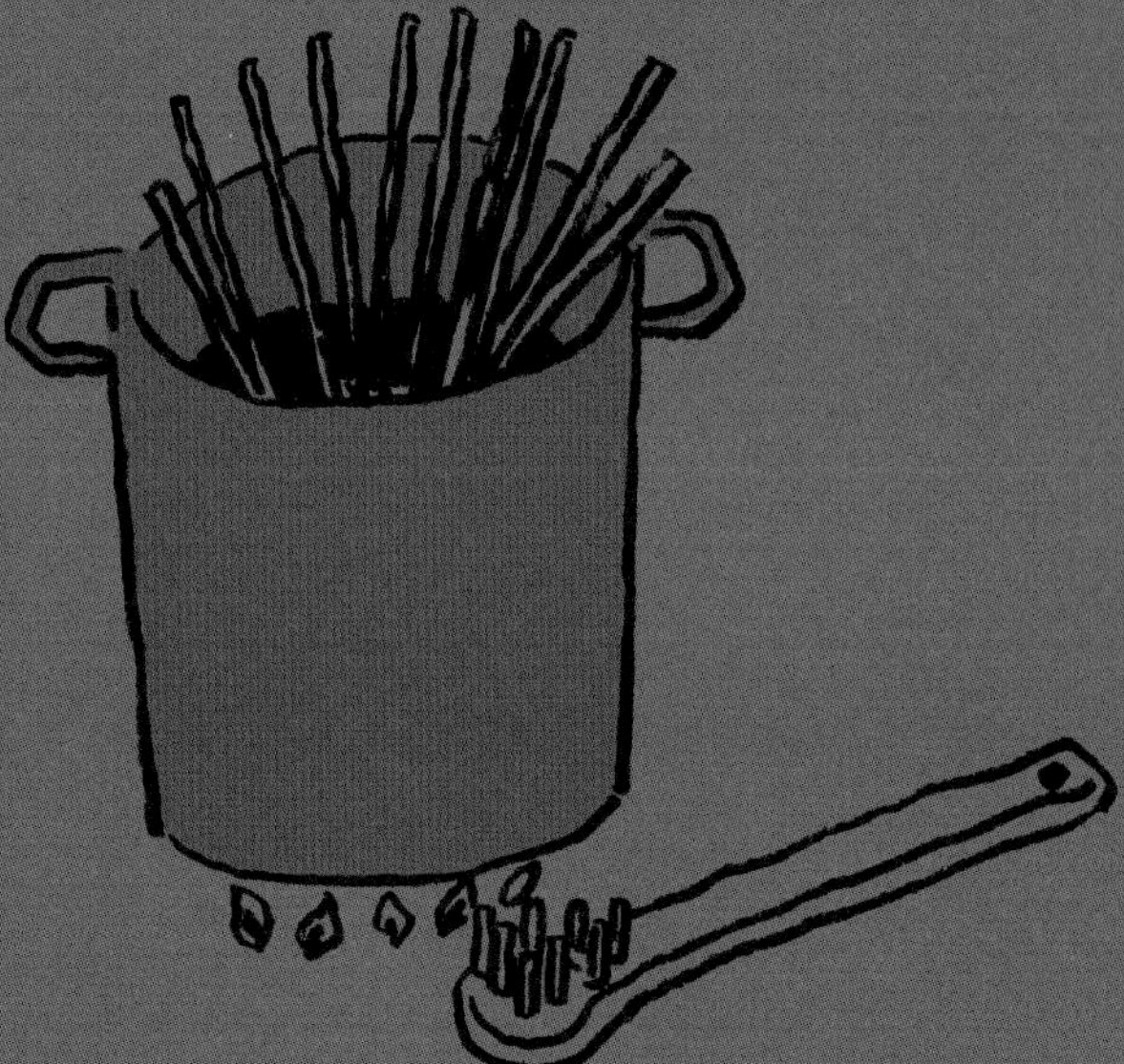

日々の食事が健康を育みます。季節や体調に合わせて、おいしい食事を取りながら、病気を予防できたらうれしいですね。薬膳の考えを取り入れた、簡単でおいしいイタリア料理で、元気な毎日を目指しましょう。

Cinque stagioni

—

Ricette Italiane

五季の
養生イタリア料理

それぞれの季節の養生に合った食事で体調を整えていきましょう

日本とイタリアの共通点は、季節の変化が豊かな実りをもたらすことではないでしょうか？　自然とともに生きる私たちの体は、季節とともに変化します。それぞれの季節の特徴と体の変化を知り、季節にあった食事を取ることが大切です。日本の五季に合ったイタリア料理で養生しましょう。

五季のおすすめ食材一覧

自然の移り変わりを感じながら、季節に合わせて体を整えていくことが、健康な毎日につながっていきます。まずは、日本の五季とおすすめ食材を紹介します。五季についてはP122～をご覧ください。＊この本で「ねぎ」は長ねぎのこと。

	症状と対処法	養生ポイント	おすすめ食材
《春》	情緒不安定、不眠、うつ、イライラ	陽気を発散	しょうが、ねぎ、バジル、パセリ
	食欲不振、疲れ、無気力	気を補う	米、じゃがいも、いんげん、キャベツ、いわし、さば、牛肉、鶏肉
	身体の陽気を発散させる	体の水分を補う	アスパラガス、いちご、ほたて、豚肉、卵、牛乳、チーズ
	ストレスを発散させてゆったりと過ごす	血を補う	にんじん、ほうれんそう、ぶどう、いか
	胃腸をいたわる	毒を排出	菜の花、あさり
《梅雨》	食欲不振、むくみ、下痢	湿気を発散	しょうが、ねぎ、バジル、パセリ
		利尿	そら豆、大豆、とうもろこし、さくらんぼ
	湿気を発散させて胃腸を養う	気を巡らす	グリンピース、玉ねぎ、オレンジ
		気を補う	米、いんげん、かぼちゃ、キャベツ、いわし、たら、牛肉、鶏肉
《夏》	疲れ、だるさ、多汗、のどの渇き、夏バテ	熱を冷ます	小麦、ズッキーニ、セロリ、なす、ミント、サフラン
	熱を取り除き、のどの渇きをうるおす	渇きをいやす	きゅうり、トマト、すいか、メロン
《秋》	のどの渇き、咳、乾燥、鼻血、便秘	肺をうるおす、肺気を補う	松の実、小松菜、きのこ、卵、牛乳、チーズ
	水分を補い、肺を養う	渇きをいやす	トマト、梨、りんご
《冬》	冷え、下痢、頭痛、関節痛	気を補い、体を温める	米、じゃがいも、くるみ、栗、鶏肉
	気管支炎、心脳血管疾患	内臓を温める	唐辛子、えび、羊肉、こしょう、フェンネルシード
	身体を温める、保湿に心がけ、乾燥に注意する	血や体の水分を補う	にんじん、ほうれんそう、牡蠣、ムール貝、豚肉、レバー
	栄養を蓄え、抵抗力をつける	血流促進	グリンピース、玉ねぎ、みかん、酒、酢

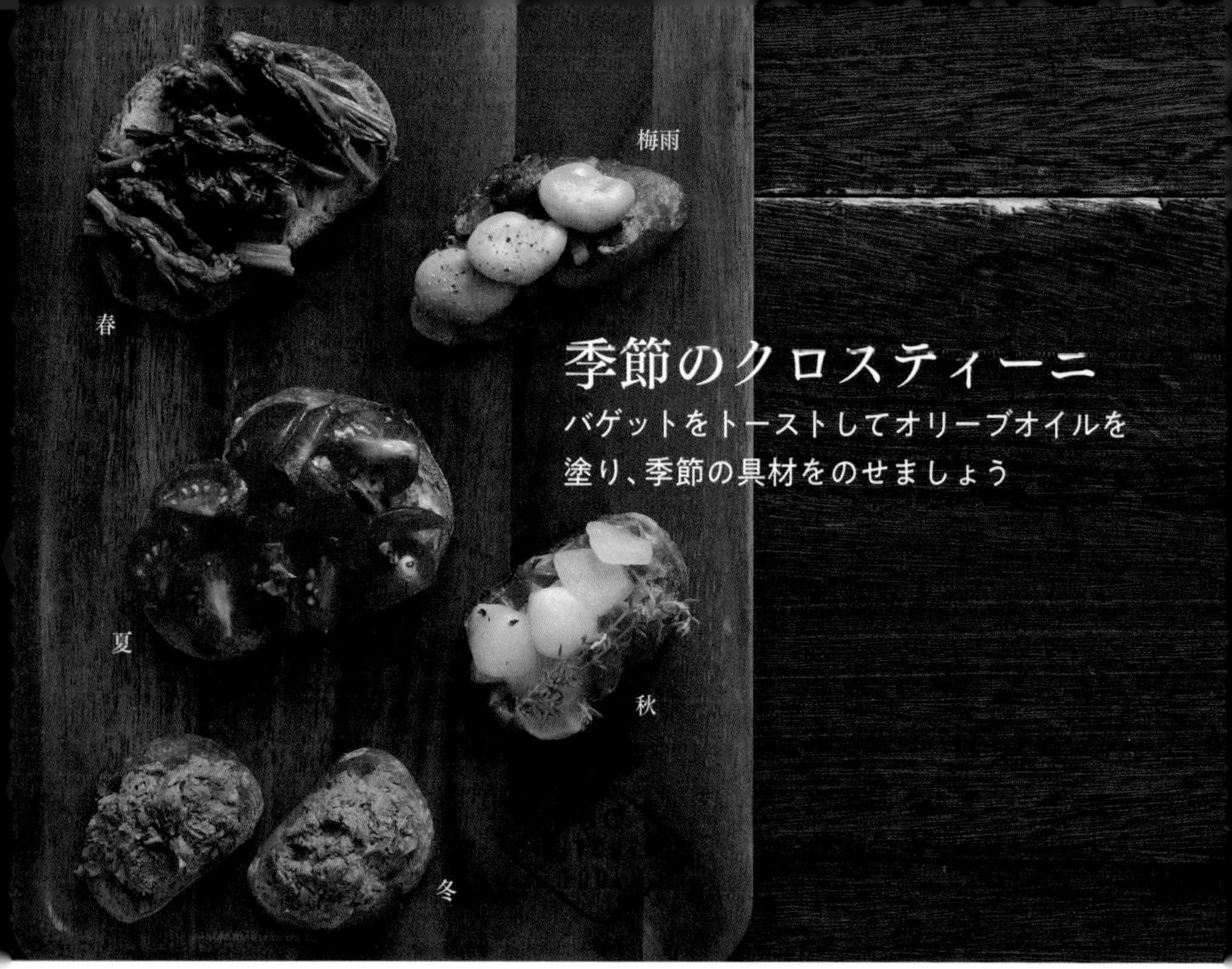

季節のクロスティーニ

バゲットをトーストしてオリーブオイルを塗り、季節の具材をのせましょう

《春》菜の花のクロスティーニ

◎材料［2人分］

菜の花 -- 3株
にんにく（みじん切り）-- 小さじ1/2
A｜赤唐辛子（みじん切り）-- 小さじ1/4
　｜アンチョビ（粗く刻む）-- 1尾
オリーブオイル -- 小さじ2
塩 -- 適量

◎作り方

1. 菜の花は熱湯で3分塩ゆでし、根元を切り落とし、長さ3㎝に切る。
2. フライパンにオリーブオイルとにんにくを入れ、弱火にかけ、1とAを加え、塩少々で味を調える。

菜の花 涼 辛 甘 苦 血行促進／解毒
赤唐辛子 熱 辛 体を温める
にんにく 温 辛 甘 体を温める／解毒

《梅雨》そら豆のクロスティーニ

◎材料［2人分］

そら豆 -- 6個
A｜玉ねぎ（みじん切り）-- 大さじ1
　｜パンチェッタ（ベーコンでも可・粗みじん切り）-- 20g
オリーブオイル -- 小さじ2
塩、こしょう -- 各適量

◎作り方

1. そら豆を5分塩ゆでし、皮から出す。
2. オリーブオイルでAを3分炒め、軽く塩、こしょうする。
3. バゲットに2と1をのせ、こしょう少々をふる。

そら豆 平 甘 湿気を取る／気を補って、胃腸の調子を整える
玉ねぎ 温 辛 甘 気を巡らせる／消化促進

《夏》トマトのブルスケッタ

◎材料［2人分］

ミニトマト（4つ割り）-- 6〜8個
バジル（手でちぎる）-- 4枚
にんにく（つぶす）-- ½かけ
オリーブオイル -- 小さじ2
塩 -- 少々

◎作り方

1. ボウルに全ての材料を入れ、ボウルをゆすってなじませておく。
2. バゲットににんにく（分量外）をすりつけて、1をのせる。にんにくは取り除く。

※バゲットににんにくをすりつけたものを、ブルスケッタと呼ぶ。

トマト 微寒 甘 酸 熱を取る／解毒／水分を補う／消化促進

《秋》洋梨と生ハムのクロスティーニ

◎材料［2人分］

洋梨 -- ¼個
A　レモン果汁 -- 小さじ1
　　白ワイン -- 大さじ1
　　水 -- カップ¼
　　ローリエ -- 1枚
生ハム（半分に切る）-- 1枚
B　プロヴォローネ（またはコンテなどのセミハードチーズ・7㎜角に切る・P64参照）-- 10g
　　タイム -- 2枚

◎作り方

1. 洋梨は縦に2つに割り、2㎜の厚さに切る。
2. 鍋にAと1を入れて弱火にかけ1分煮る。
3. バゲットに生ハムをのせ、その上に水けを切った2とBをのせ、トースターで2分焼く。

梨 涼 甘 微酸 熱と痰を取る／渇きをうるおす
チーズ 平 甘 酸 体の水分を補う／便秘改善

《冬》レバーペーストのクロスティーニ

◎材料［2人分］

鶏レバー -- 100g
A　玉ねぎ（みじん切り）-- ⅛個
　　にんじん（みじん切り）-- 3㎝
　　にんにく（みじん切り）-- 1かけ
　　セージ -- 2枚
赤ワイン -- 大さじ2
B　ケッパー（粗みじん切り）-- 大さじ1
　　バター -- 6g
オリーブオイル -- 大さじ1
塩、こしょう -- 各適量

◎作り方

1. 鶏レバーは3㎝に切り、水にさらして血抜きする。
2. フライパンにオリーブオイルを熱し、Aを5分炒める。
3. 2に1を加え、2分炒め、赤ワインを入れ5分炒め、Bを加え、塩、こしょうで味を調え、ハンドブレンダーで粗くつぶす。

鶏レバー 温 甘 苦 血を補う／体を温める

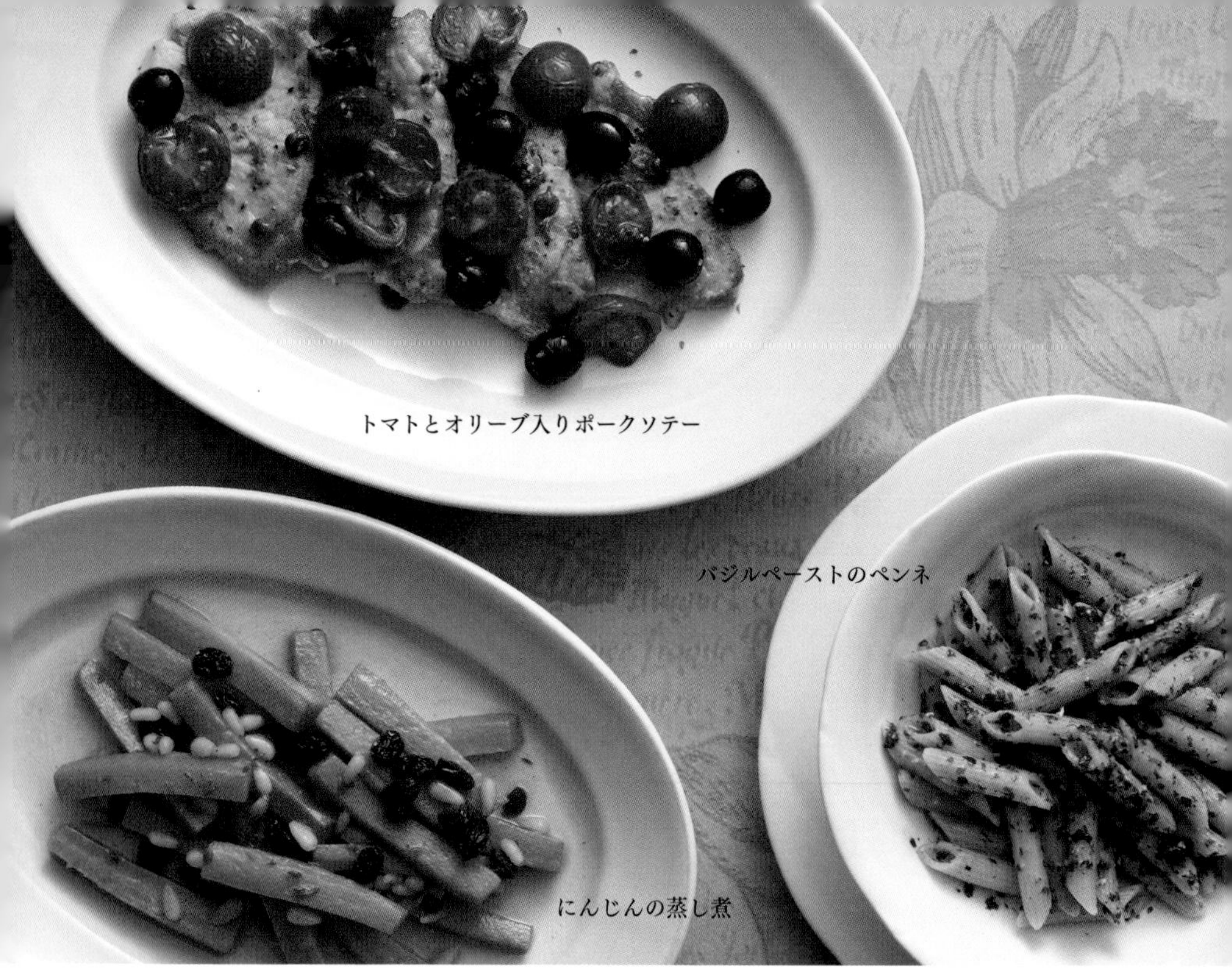
トマトとオリーブ入りポークソテー
バジルペーストのペンネ
にんじんの蒸し煮

《春の献立》

伸びやかに成長する春は、ストレスを発散させて、
ゆったりとした気持ちで過ごしましょう。

にんじんの蒸し煮

レーズンと松の実はイタリア料理では名コンビです。

◎材料［2人分］

にんじん（7㎝の棒状切り）-- 1本

A
- レーズン（ぬるま湯で戻す）-- 大さじ1
- 松の実 -- 大さじ1

B
- 白ワイン -- 大さじ2
- 水 -- カップ½

クミンシード -- 少々

白バルサミコ -- 小さじ1

オリーブオイル -- 大さじ1

塩 -- 適量

◎作り方

1. フライパンにオリーブオイルを熱し、クミンを入れ香りを出し、にんじん、塩少々を加え2分炒め、Bを加えてふたをし、弱火で10分蒸し煮にする。
2. Aを加えてふたをし、弱火で10分蒸し煮にし、白バルサミコと塩で味を調える。

にんじん 平 甘 微苦 **血を補う／渇きをいやし、咳を止める／胃腸の調子を整える**

レーズン 平 甘 酸 **血と気を補う／筋と骨を強くする／利尿／渇きをうるおしイライラをしずめる**

松の実 温 甘 **体の水分を補う／咳を止める／便秘改善**

バジルペーストのペンネ

甘い香りで食欲が増し、気持ちが明るくなります。

◎材料［2人分］

バジル（手でちぎる）-- 20g

A｜松の実 -- 大さじ1
　｜にんにく（粗みじん切り）-- ¼かけ

パルミジャーノ（すり下ろし）
　-- 大さじ1

ペンネ -- 160g

B｜オリーブオイル -- カップ¼
　｜塩 -- 適量

◎作り方

1. Aをフードプロセッサーにかけ、バジルとBを加え、ペースト状にする。
2. 1をボウルにあけ、パルミジャーノを加え、混ぜ合わせる。
3. 熱湯1.5ℓに塩大さじ1を入れ、ペンネをゆで上げ、2に加えてあえ、塩で味を調える。

バジル 温 甘 辛 微苦 **体を温めて発散**

トマトとオリーブ入りポークソテー

のぼせたときには、熱を取るトマトやオリーブを豚肉に加えましょう。

◎材料［2人分］

豚ロース肉（ソテー用）-- 4枚

A｜ミニトマト（半分に切る）-- 6個
　｜黒オリーブ -- 10個
　｜ケッパー -- 小さじ½

にんにく（つぶす）-- ½かけ

白ワイン -- 大さじ3

オレガノ（乾燥）-- 少々

オリーブオイル -- 大さじ1

薄力粉、塩 -- 各適量

◎作り方

1. 豚肉のすじを切り、塩少々と薄力粉をまぶす。
2. フライパンにオリーブオイル、にんにくを入れて火にかけ、中火で1の片面を3分、裏返して1分焼き、白ワインを加えて、アルコール分をとばす。
3. Aを加え2分煮る。にんにくを取り出し、オレガノをふる。

豚肉 平 甘 鹹 **体の水分と気を補う／便秘改善**
トマト 微寒 甘 酸 **熱を取る／解毒／水分を補う／消化促進**
オリーブ 平 甘 渋 酸 **熱を取る／解毒**

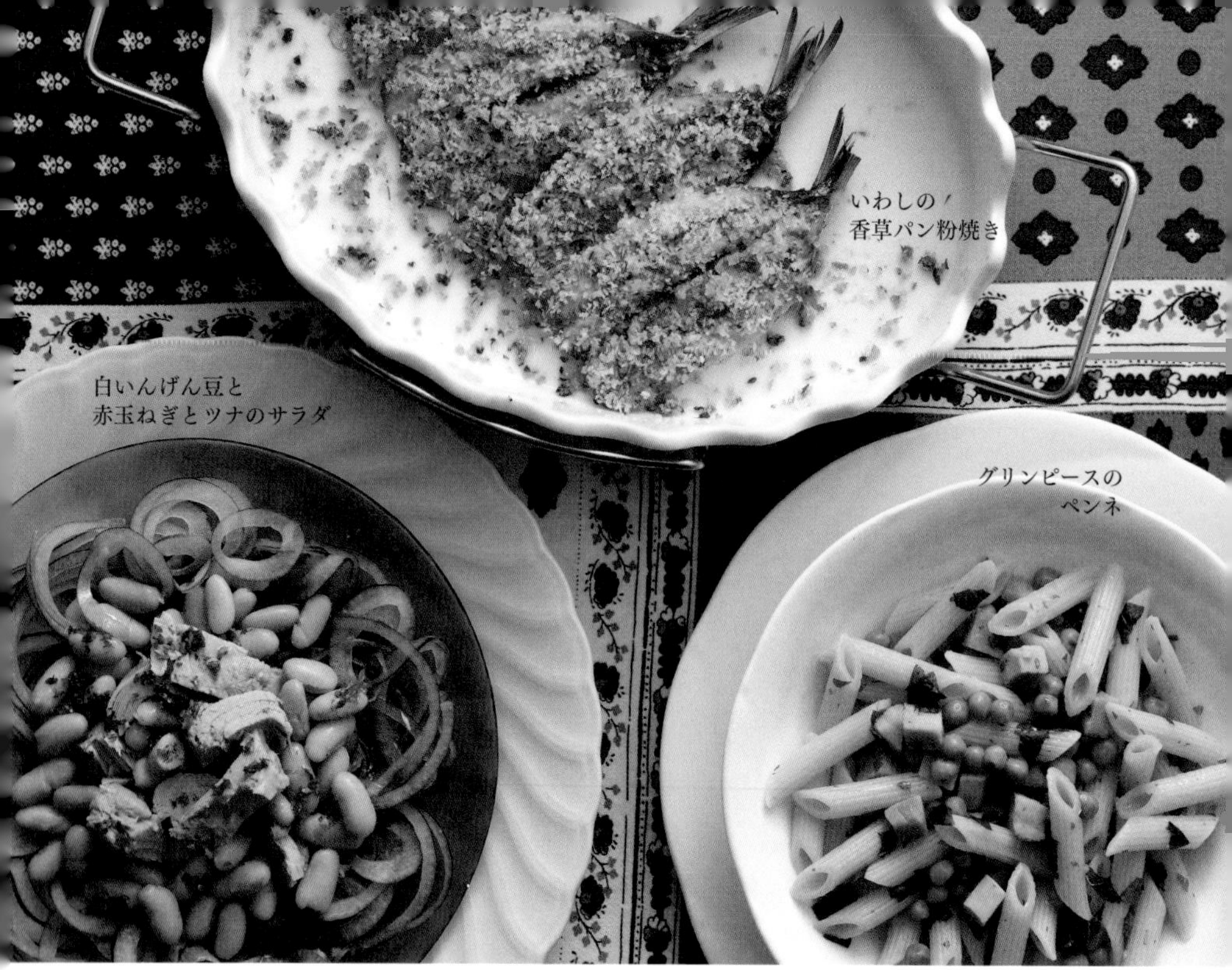

《梅雨の献立》

梅雨のないイタリアへ飛んで行きたくなる季節です。
余分な湿気を外に出し、胃腸をいたわりましょう。

白いんげん豆と赤玉ねぎとツナのサラダ

トスカーナ州では豆をよく食べます。柑橘類は気を巡らせます。

◎材料［２人分］

白いんげん豆水煮 -- 120g
赤玉ねぎ（うす切り） -- ½個
ツナ缶 -- 100g
A｜みかんあるいはオレンジ果汁 -- 大さじ1
｜イタリアンパセリ（みじん切り） -- 小さじ2
｜フェンネルシード（刻む） -- 小さじ½
｜オリーブオイル -- 大さじ1
｜塩、こしょう -- 各適量

◎作り方

1. ボウルにＡを入れ、よく混ぜ合わせる。
2. 赤玉ねぎ、白いんげん豆、ツナを皿に盛り、1をかける。

※同じ柑橘類でも、みかんは体を温め、オレンジはやや冷やす性質があります。

白いんげん豆 平 甘 **気を補う／胃腸の調子を整える／湿気を取る**
玉ねぎ 温 辛 甘 **気を巡らせる／消化促進**
ツナ 温 甘 **血を補う**

グリンピースのペンネ

体の中の水分を増やすチーズは、梅雨にはぐっと我慢です。

◎材料［2人分］

グリンピース（冷凍も可）-- 100g

A｜イタリアンパセリ（みじん切り）-- 小さじ2
　｜バジル（手でちぎる）-- 20枚

ハム（角切り）-- 60g

にんにく（みじん切り）-- 小さじ½

ペンネ -- 160g

オリーブオイル -- 大さじ2

バター -- 5g

塩、こしょう -- 各適量

◎作り方

1. フライパンにオリーブオイル大さじ1とにんにくを入れ弱火にかけ、香りが出たら、ハムを加えて2分炒め、ボウルに入れてAを加える。
2. 熱湯1.5ℓに塩大さじ1を入れ、ペンネとグリンピース（冷凍はさっとゆで）をゆでる。
3. 2を1に加える。バターと残りのオイル、ゆで汁大さじ3を加えてあえ、塩、こしょうで味を調える。

グリンピース 平 甘 気の巡りをよくする／湿気を取る

バジル 温 甘 辛 微苦 体を温めて発散

いわしの香草パン粉焼き

イタリアでもいわしは人気の魚です。香草パン粉が臭みを消します。

◎材料［2人分］

いわしの開き -- 4枚

A｜パン粉 -- 大さじ3
　｜ケッパー（みじん切り）-- 小さじ½
　｜にんにく（みじん切り）-- 小さじ½
　｜イタリアンパセリ（みじん切り）-- 小さじ1
　｜タイムの葉 -- 小さじ¼
　｜オレガノ（乾燥）-- 少々
　｜オリーブオイル -- 小さじ2
　｜塩、こしょう -- 各少々

◎作り方

1. いわしはヒレを取り、洗って水けをふき、塩少々をふっておく。
2. ボウルにAを入れ、よく混ぜ合わせる。
3. 耐熱皿にオリーブオイル（分量外）をぬり、1を並べ、2をかけて180℃のオーブンで25分焼く。

いわし 温 甘 気と血を補う／むくみを取る

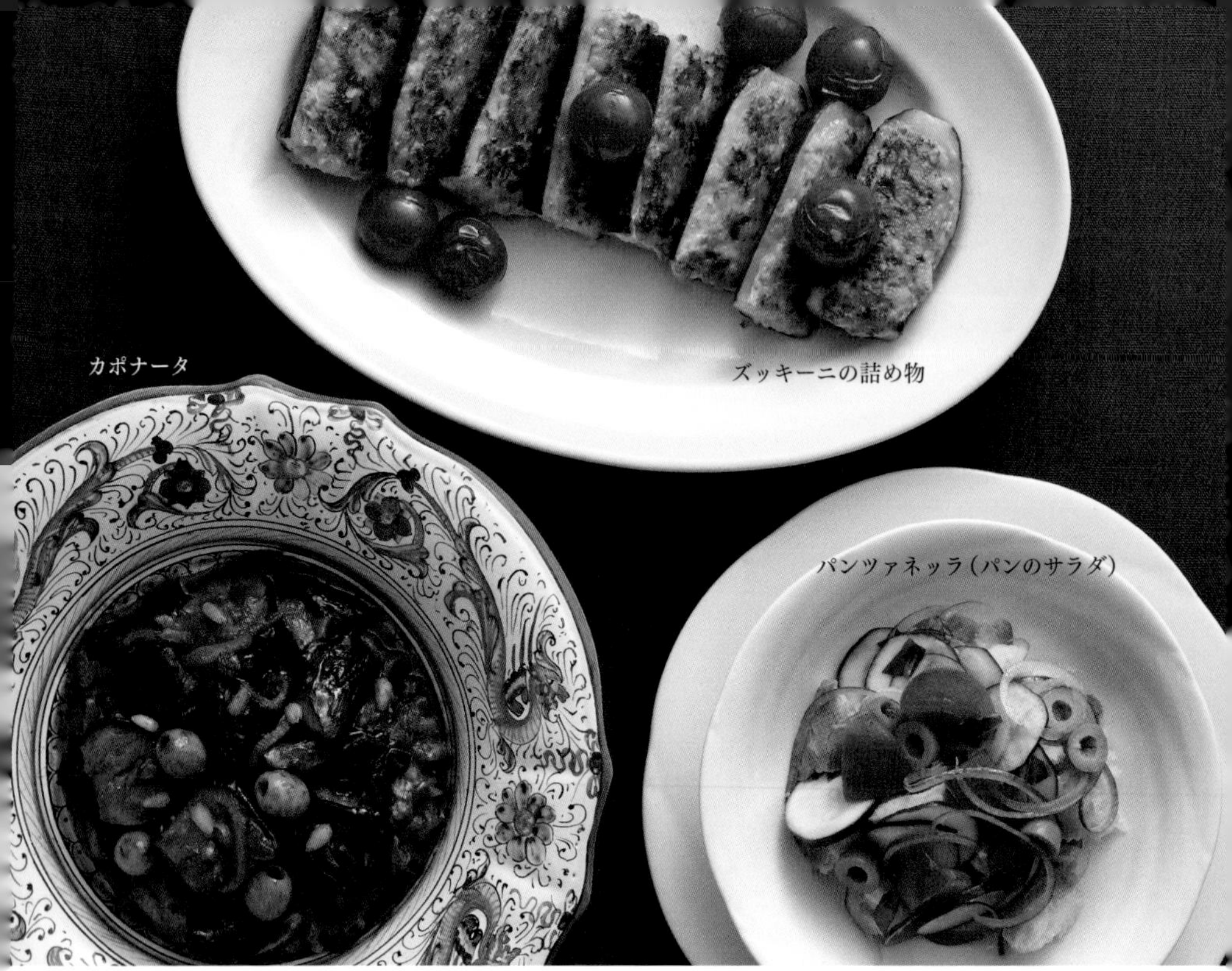
カポナータ
ズッキーニの詰め物
パンツァネッラ（パンのサラダ）

《夏の献立》

汗と一緒に体の水分や気が失われて、夏バテになります。
熱を取り除き、渇きをうるおしましょう。

カポナータ

南イタリアのシチリア島の食欲をそそる料理です。

◎材料［2人分］

なす（乱切りにし、塩をふる）-- 4個

A
- セロリ（うす切り）-- 10cm
- 玉ねぎ（うす切り）-- ¼個

B
- トマトピューレ -- カップ½
- 緑オリーブ -- 8粒

C
- ケッパー -- 6粒
- 松の実 -- 小さじ1
- 白ワインビネガー -- 大さじ1
- きび砂糖 -- 小さじ2

オリーブオイル、塩 -- 各適量

◎作り方

1. なすはオリーブオイルで揚げ焼きにし、油を切る。
2. 鍋にオリーブオイル大さじ1を熱し、Aを2分炒める。塩少々を加え、ふたをして弱火で3分加熱し、Bを加え10分煮る。
3. 2に1とCを加え、塩で味を調えて10分煮て冷ます。

なす 涼 甘 **熱やむくみを取る／血の巡りをよくする／止血**
セロリ 涼 甘 辛 **熱を取る／利尿**
トマト 微寒 甘 酸 **熱を取る／解毒／水分を補う／消化促進**

パンツァネッラ（パンのサラダ）

トスカーナ州の夏のメニューです。火を使わずに作れます。

◎材料［2人分］（写真は1人分）

硬くなったバゲット（3cm厚さ）-- ⅓本
トマト（種を取りざく切り）-- 中1個
ズッキーニ（うすい輪切り）-- ½本
レモン果汁 -- 大さじ1
A｜緑オリーブ（半分に切る）-- 6個
　｜赤玉ねぎ（うす切り）-- ½個
　｜バジル（手でちぎる）-- 6枚
　｜オリーブオイル -- 大さじ1
　｜白ワインビネガー -- 小さじ2
　｜塩 -- 少々

◎作り方

1. ボウルに水カップ2とレモン果汁を入れ、バゲットをひたして柔らかくして絞り、一口大にちぎり、別のボウルに入れる。
2. 1に水けを切った野菜とAを加えてあえる。

トマト 微寒 甘 酸 **熱を取る／解毒／水分を補う／消化促進**
ズッキーニ 寒 甘 **熱を取る／水分を補う／利尿**

ズッキーニの詰め物

イタリアではズッキーニの花にも詰め物をして食べます。

◎材料［2人分］

ズッキーニ（長さ15cm）-- 2本
玉ねぎ（粗みじん切り）-- ⅛個
A｜豚ひき肉 -- 80g
　｜松の実 -- 小さじ1
　｜ケッパー（みじん切り）-- 小さじ1
　｜パン粉 -- 大さじ2
　｜卵 -- ¼個
　｜タイムの葉 -- 少々
ミニトマト -- 6個
オリーブオイル -- 小さじ4
薄力粉、塩 -- 各適量

◎作り方

1. ズッキーニは7cmの長さに切り、縦半分に切り1分ゆで、中身をくり抜き粗みじん切りにする。
2. フライパンにオリーブオイル小さじ2を熱し、1の中身と玉ねぎを入れ、2分炒め、軽く塩をふり、ふたをして弱火で3分加熱し、火を止める。
3. ボウルにAと2を混ぜ、皮に薄力粉をふり詰める。
4. フライパンに残りのオイルを熱し、3を並べ入れて中火で肉面5分、皮面4分ふたをして焼く。ミニトマトはさっと焼く。

ズッキーニ 寒 甘 **熱を取る／水分を補う／利尿**
豚肉 平 甘 鹹 **体の水分と気を補う／便秘改善**

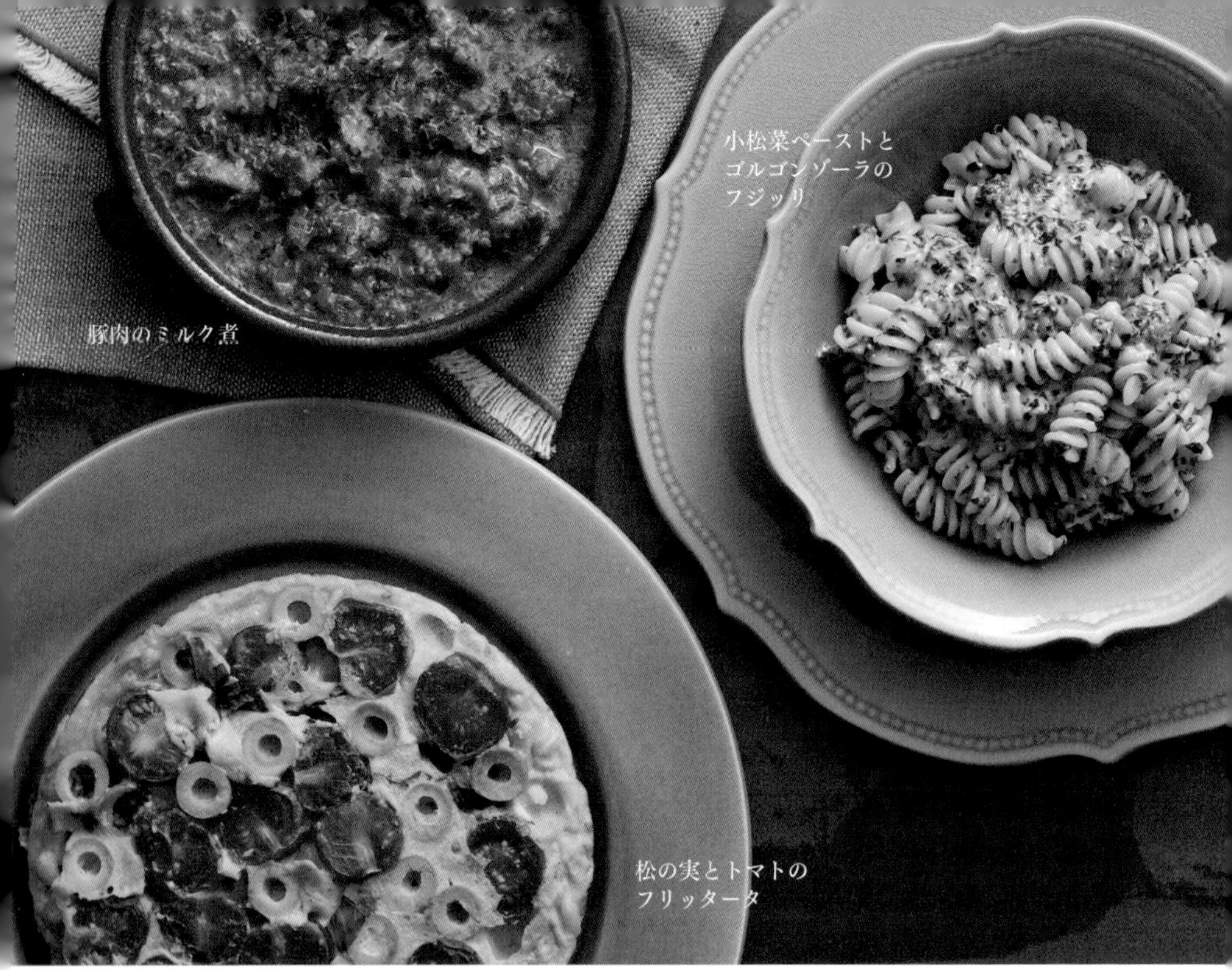
小松菜ペーストと
ゴルゴンゾーラの
フジッリ
豚肉のミルク煮
松の実とトマトの
フリッタータ

《秋の献立》

乾燥の季節です。暑さが残る前半は熱を取り除き、寒くなる後半は、温めながら体をうるおしましょう。

松の実とトマトのフリッタータ

フリッタータはイタリアのオムレツです。

◎材料［20cmのフライパン1個分］

玉ねぎ（うす切り）-- 1/4個

卵（溶く）-- 4個

A
- バジル（手でちぎる）-- 6枚
- パルミジャーノ（すり下ろし）-- 大さじ2
- 松の実 -- 20g

B
- ミニトマト（半分に切る）-- 8個
- 緑オリーブ（半分に切る）-- 10個

オリーブオイル -- 大さじ1と2/3

塩 -- 適量

◎作り方

1. オリーブオイル小さじ2で玉ねぎを2分炒め、塩少々を加え、ふたをして弱火で3分加熱する。
2. ボウルに卵、1、Aと塩少々を混ぜる。
3. フライパンに残りのオイルを熱し、2を入れ、半熟状でBを散らし、ふたをして表裏約6分焼く。

卵 平 甘 体の水分と血を補う／気持ちを落ち着かせる

松の実 温 甘 体の水分を補う／咳を止める／便秘改善

チーズ 平 甘 酸 体の水分を補う／便秘改善

小松菜ペーストとゴルゴンゾーラのフジッリ

ゴルゴンゾーラはイタリアを代表する青カビチーズです。

◎材料［2人分］

小松菜 -- 1株

A｜松の実 -- 10g
　｜にんにく（粗みじん切り） -- ¼かけ

B｜バジル（手でちぎる） -- 10枚
　｜オリーブオイル -- 大さじ3

C｜ゴルゴンゾーラ -- 15g
　｜クリームチーズ -- 40g

フジッリ -- 160g

塩 -- 適量

◎作り方

1. 小松菜は2分塩ゆでし、長さ1㎝に切る。
2. Aをフードプロセッサーにかけ、1、B、塩少々を加え、ペースト状にする。
3. ボウルに2とCを混ぜ合わせ、熱湯1.5ℓに塩大さじ1を加えゆでたフジッリとあえて、塩で味を調える。

小松菜 温 辛 甘 体の水分を補う／咳をしずめる／便秘改善

松の実 温 甘 体の水分を補う／咳を止める／便秘改善

チーズ 平 甘 酸 体の水分を補う／便秘改善

豚肉のミルク煮

牛乳を加えてしっとりと仕上げました。優しい味に和みます。

◎材料［2人分］

豚肉（2㎝の角切り） -- 200g

にんにく（つぶす） -- ½かけ

薄力粉 -- 小さじ1

白ワイン -- カップ¼

A｜玉ねぎ（粗みじん切り） -- ½個
　｜にんじん（粗みじん切り） -- ¼本
　｜セロリ（粗みじん切り） -- 10㎝

ローリエ -- 1枚

牛乳 -- カップ¾

イタリアンパセリ（みじん切り） -- 小さじ2

オリーブオイル、塩、こしょう -- 各適量

◎作り方

1. フライパンにオリーブオイルとにんにくを入れて弱火にかけ、軽く塩、こしょうした豚肉を加え中火で肉全体を焼く。薄力粉をふるい入れ、白ワインを加える。
2. 鍋にオリーブオイルを熱し、Aを2分炒め塩少々し、ふたをして弱火で3分加熱する。
3. 2に1を加え、水カップ½、ローリエを入れ弱火で30分煮る。牛乳を加え、ふたを取り弱火でさらに10分煮込む。塩、こしょう少々で味を調え、イタリアンパセリをふる。

豚肉 平 甘 鹹 体の水分と気を補う／便秘改善

牛乳 平 甘 胃と肺をうるおす／皮膚乾燥、便秘改善

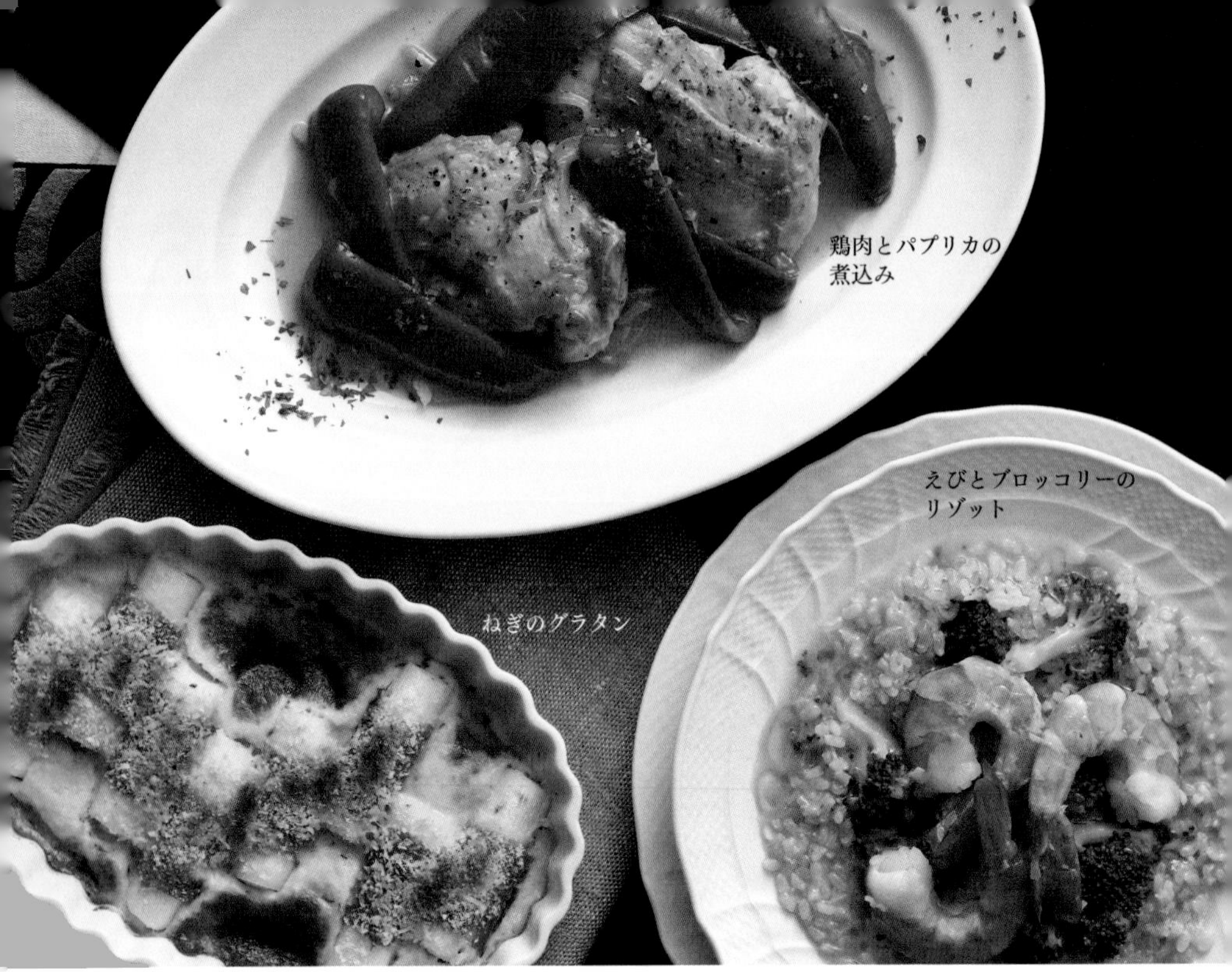
鶏肉とパプリカの
煮込み
えびとブロッコリーの
リゾット
ねぎのグラタン

《冬の献立》

一年間に消耗した栄養を補う季節です。体を温かくして、栄養をしっかりと蓄えて抵抗力をつけましょう。

ねぎのグラタン

ねぎを小麦粉を使わない絶品ソースでグラタンにしました。

◎材料［２人分］

ねぎ（長さ6㎝に切る）-- ２本
生ハム（半分に切る）-- ４枚
生クリーム -- カップ⅓
ゴルゴンゾーラ -- 30g
パルミジャーノ（すり下ろし）-- 大さじ２
A｜ローズマリー、セージ（みじん切り）
　｜-- 各少々
　｜卵（溶く）-- １個
パン粉 -- 大さじ１
塩、こしょう -- 各適量

◎作り方

1. ねぎは１分ゆで、冷まして生ハムをまく。
2. 生クリームを弱火にかけ、ゴルゴンゾーラを入れて溶かす。火からおろし、半量のパルミジャーノとＡを加え、混ぜ合わせる。
3. 耐熱皿にバター（材料外）をぬり、１を並べ２をかける。パン粉と残りのパルミジャーノをふり、180℃のオーブンで25分焼く。

ねぎ 温 辛 発汗／解熱／体を温める／解毒

えびとブロッコリーのリゾット

パスタは体を冷やすので、冬にはリゾットがおすすめです。

◎材料［2人分］

えび(中、殻を取る) -- 6尾
ブロッコリー(小房に分ける) -- ½個
発芽玄米 -- カップ½
A｜玉ねぎ(みじん切り) -- ⅛個
　｜にんじん(みじん切り) -- 5cm
　｜ねぎ(みじん切り) -- 5cm
バター -- 20g
顆粒ブイヨン -- 小さじ½
塩 -- 適量

◎作り方

1. 発芽玄米を水から10分ゆでてザルに上げる。
2. カップ3の熱湯に塩小さじ½を加え、ブロッコリーを3分ゆでてザルに上げる。ゆで汁に顆粒ブイヨンを加え、温めておく(ブロード・P88参照)。
3. 鍋にバターを熱し、Aを2分炒め、塩少々を加え、ふたをして弱火で5分加熱する。軽く塩したえびを加えて2分炒め、取り出す。
4. 3に1を加えてさっと炒め、ブロードの半量を加え、中火で5分煮る。
5. ブロッコリーと残りのブロードを加え、10分煮てえびを加え、さらに2分煮る。

米 平 甘 **気を補う／胃腸の調子を整える／疲れや不安を取り除く／渇きをいやす**
えび 温 甘 **体を温める／腎臓を養う**
ブロッコリー 平 甘 **胃腸の調子を整える／筋や骨を強くする／脳に働き、物忘れを改善**

鶏肉とパプリカの煮込み

パプリカと玉ねぎの甘味が鶏肉に合います。

◎材料［2人分］

鶏もも肉(半分に切る) -- 1枚
A｜玉ねぎ(うす切り) -- ½個
　｜パプリカ赤(2cm幅に切る) -- 1個
にんにく(つぶす) -- ½かけ
イタリアンパセリ(みじん切り) -- 小さじ2
白ワイン -- カップ½
紅花油(植物油) -- 大さじ1
塩、こしょう -- 各適量

◎作り方

1. フライパンに紅花油を熱し、軽く塩、こしょうした鶏肉を皮面から色よく焼き、取り出す。
2. 1ににんにく、Aを加えて2分炒め、軽く塩、こしょうする。鶏肉、白ワインを加え、ふたをして15分加熱し、イタリアンパセリをふる。

鶏肉 温 甘 **気と血を補う／胃腸を温め、調子を整える／精気を補う**
パプリカ 温 甘 **胃腸を温め、腹痛、下痢、嘔吐改善／食欲不振、消化不良改善**

Sintomi

Ricette Italiane

症状別改善
イタリア料理

それぞれの症状に合った食材で
おいしい料理を作りましょう

ちょっとした不調の積み重なりが病気につながります。おいしく食べて不調を改善し、元気な毎日を過ごしましょう。同じ症状でも原因はさまざまです。これかな？と思ったら、おすすめ食材と簡単レシピを試してみてください。季節の養生を基本に症状別レシピを組み合わせてください。

Gintomi

Ricette Italiane

疲れ

疲れがたまってだるい、やる気がでない、食欲がないなど、なんとなく体調がすぐれないことはありませんか？原因は、もともとの体質、働き過ぎ、ストレス、不規則な生活、老化などさまざまです。簡単にできるおいしい食事で、足りない物を補って、元気を取り戻しましょう。

Type A

血が足りない人

---症状

不安／イライラ／うつ／不眠／めまい／集中力の低下／物忘れ／食欲不振

---対処法

血を補い、心を落ち着かせ、気持ちを明るくする

---おすすめ食材

ピーナッツ、小松菜、にんじん、ほうれんそう、ぶどう、オレンジ、みかん、レモン、いか、牡蠣

Type B

気と血が足りない人

---症状

顔色が白い、あるいはつやがなく黄色い／めまい／暑くないのに汗をかく／手足の疲れ／動悸／不眠／眠りが浅く夢をよく見る／物忘れ／食欲不振／下痢しやすい

---対処法

気と血を補い、気持ちを落ち着かせる

---おすすめ食材

米、じゃがいも、栗、ピーナッツ、にんじん、ぶどう、いか、牛肉、鶏肉

Type C

気と体の水分が足りない人

---症状

動悸／息切れ／暑くないのに汗をかく／寝汗／不安／記憶力低下／めまい／耳鳴り／不眠／睡眠が浅く夢をよく見る／のどが渇く

---対処法

気と体の水分を補う

---おすすめ食材

米、栗、いわし、かつお、すずき、たら、牡蠣、ほたて、ムール貝、牛肉、鶏肉、牛乳、チーズ

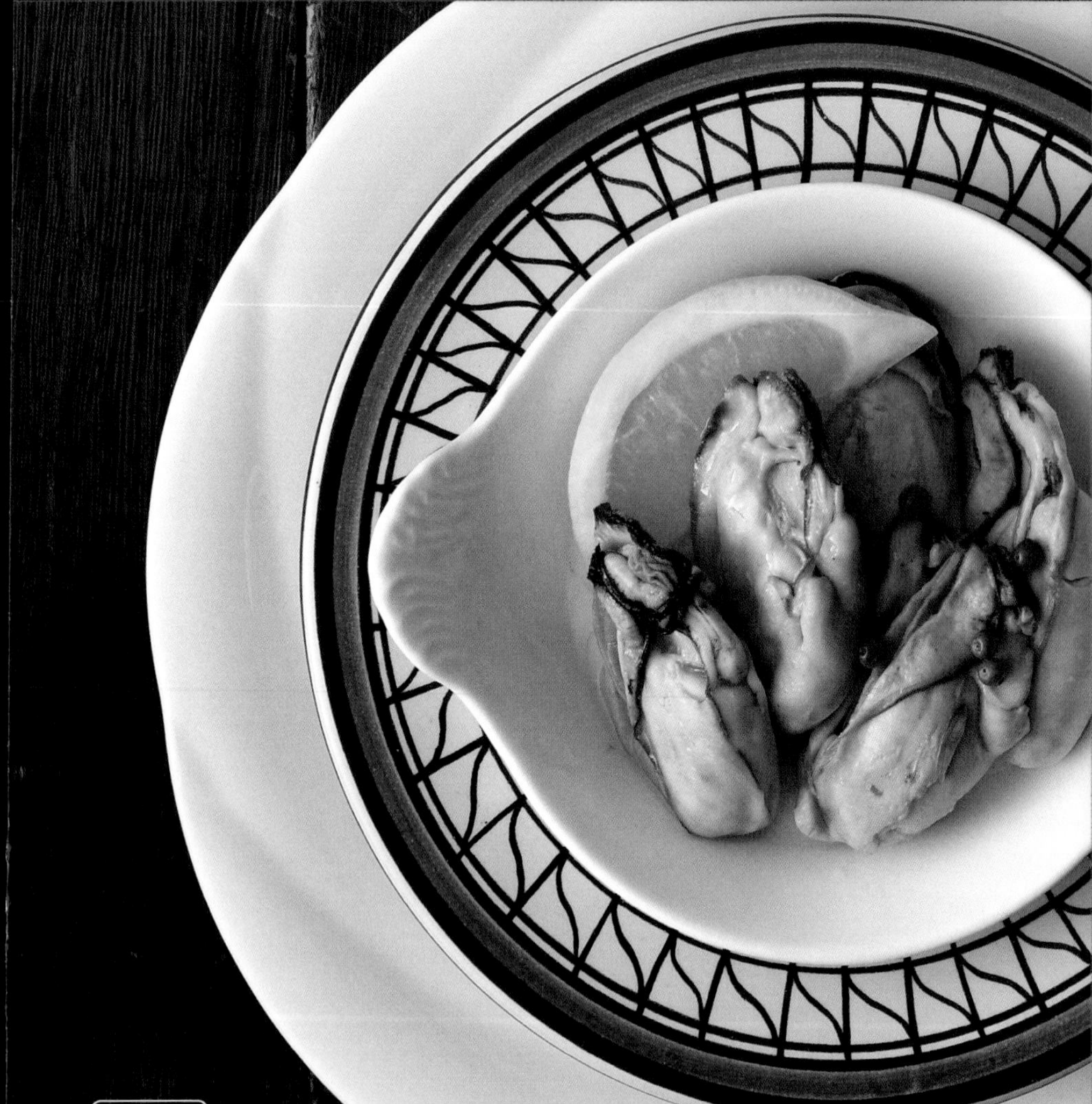

/ Type A \

牡蠣のオイル煮

イタリアでは牡蠣はあまりお目にかからない食材です。

◎材料［2人分］（写真は1人分）

牡蠣 -- 10個

A | ローリエ -- 1枚
  | タイム -- 1枚
  | にんにく（つぶす） -- $\frac{1}{2}$かけ

レモン（くし切り） -- 2切

オリーブオイル、塩、

ピンクペッパー（あれば） -- 各適量

◎作り方

1. 牡蠣は塩水で洗い、軽く水けをふく。
2. 小鍋に牡蠣とAを入れ、オリーブオイルを牡蠣が隠れるまで注ぎ、ごく弱火にかけて、5分煮る。牡蠣を取り出し、軽く塩をふり、ピンクペッパーを飾り、レモンを添える。

牡蠣 平 甘 鹹 血と体の水分を補う／精神安定

レモン 平 甘 酸 渇きをうるおす／気を巡らせ、うつを解消

Type B

栗と白いんげん豆とにんじんのミネストラ

ミネストラは具だくさんの食べるスープ。栗は貴重な栄養源です。

◎材料［2人分］

むき甘栗 -- 50g

白いんげん豆水煮 -- 100g

A
- にんじん（いちょう切り）-- 10cm
- じゃがいも（乱切り）-- 1個
- 玉ねぎ（角切り）-- ¼個
- セロリ（うす切り）-- 5cm
- ケール（あれば）・（1cm角に切る）-- 1枚

セージ -- 4枚

ローリエ -- 1枚

パルミジャーノ（すり下ろし）-- 大さじ2

オリーブオイル -- 大さじ2

塩、こしょう -- 各適量

◎作り方

1. 白いんげん豆はざるにあけ、さっと洗って水けをきる。
2. 鍋にオリーブオイルを熱し、Aを入れ2分炒めたら、塩少々を加え、ふたをして弱火で5分蒸し煮にする。
3. 2に1と水カップ3、むき甘栗、セージ、ローリエを加え、塩、こしょう各少々で味を調え、アク取りシートをのせて20分煮る。火を止めて、パルミジャーノを加える。

栗 温 甘 気を補う／胃腸の働きを助ける

白いんげん豆 平 甘 気を補う／胃腸の調子を整える／湿気を取る

にんじん 平 甘 微苦 血を補う／胃腸の調子を整える

じゃがいも 平 甘 気を補う／胃腸の調子を整える

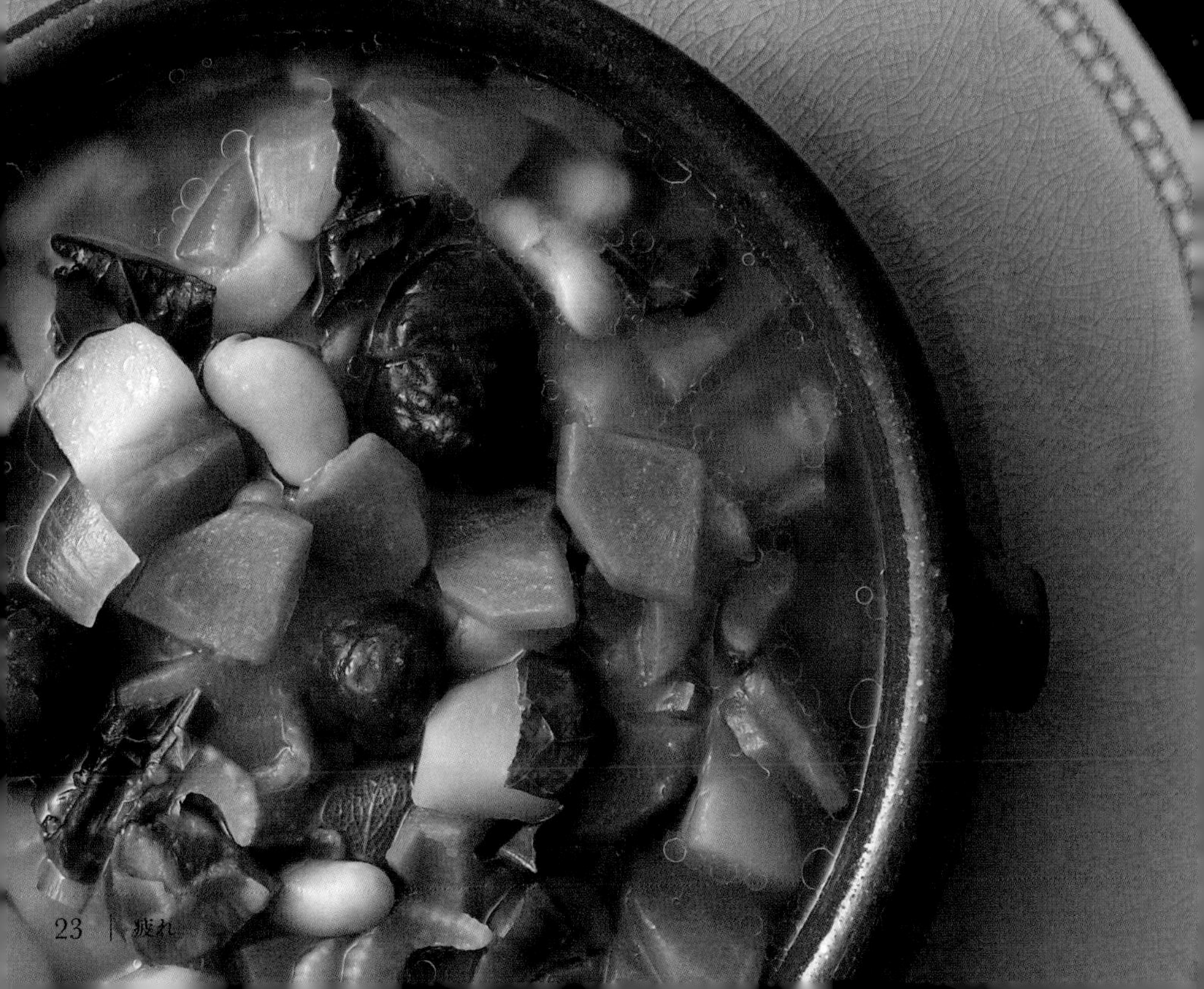

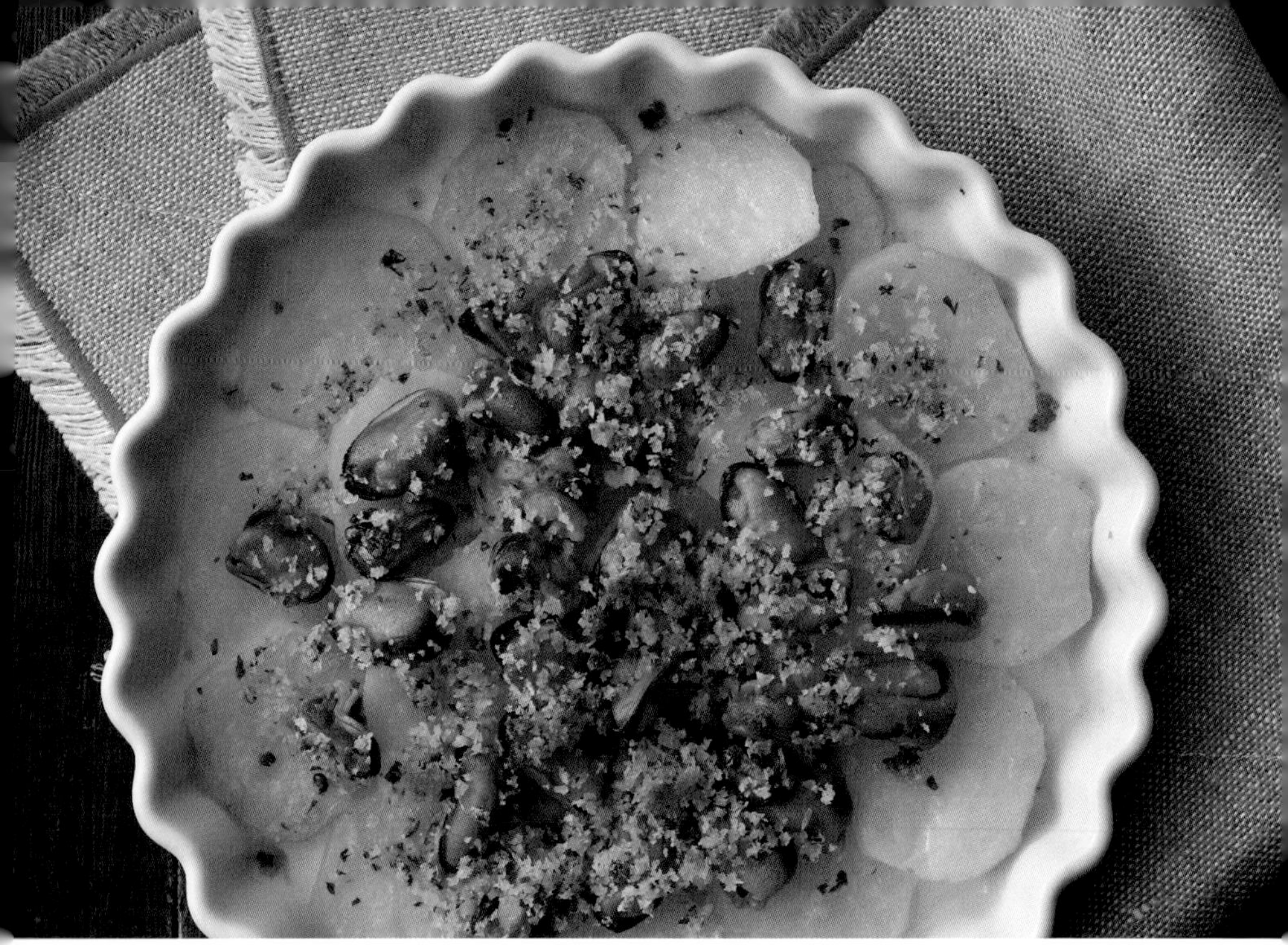

Type C

ムール貝とじゃがいもの重ね焼き

イタリアではムール貝はとてもお手頃な食材です。

◎材料［2人分］

ムール貝（冷凍）-- 100g
じゃがいも（うす切り）-- 2個
にんにく（つぶす）-- ½かけ
白ワイン -- カップ¼
A｜イタリアンパセリ（みじん切り）-- 小さじ2
｜パン粉 -- 大さじ3
｜オリーブオイル -- 大さじ1
｜塩、こしょう -- 各適量
オリーブオイル -- 大さじ2

◎作り方

1. フライパンにオリーブオイルとにんにくを入れて火にかけ、凍ったままのムール貝をさっと水洗いして加え、中火で2分炒め、塩少々をふる。白ワインを加えて、1分煮てムール貝を取り出す。にんにくは取り除く。
2. 1のフライパンにじゃがいもを入れ、軽く塩をする。ふたをして弱火で7分蒸し煮にする。
3. ボウルにAを入れ、よく混ぜ合わせる。
4. 耐熱皿にオリーブオイル（分量外）をぬり、2とムール貝を入れ、3をふり、オーブントースターまたはグリルでこんがり焼く。

ムール貝 温 鹹 **体の水分と血を補う／精気を養う**
じゃがいも 平 甘 **気を補う／胃腸の調子を整える**

Sintomi

Ricette Italiane

不眠

なかなか眠れない、眠れたと思ったら途中で目がさめてしまった、眠りが浅く夢をたくさん見るなど、ぐっすり眠れない日が続くとつらいですね。刺激物を避け、優しい味の食事をとって、足りないものを補い、ゆったりと穏やかな気持ちで眠りにつきましょう。

Type A

体の水分が足りず、熱を持った人

---症状

寝つきが悪い／イライラ／動悸／不安／めまい／耳鳴り／物忘れ／腰がだるい／手のひらと足の裏がほてる／のどが乾く

---対処法

体の水分を補い、熱を取り、腎臓を養い、精神を安定させる

---おすすめ食材

アスパラガス、小松菜、ほうれんそう、柿、あわび、牡蠣、ほたて、豚肉、卵、牛乳

Type B

胃がうまく働かず、熱や痰がある人

---症状

頭が重い／痰が多い／食欲不振／胸のつかえ／げっぷ／吐き気／イライラ／口が苦い

---対処法

熱と痰やつかえを取りのぞき、胃腸の調子を整えて、精神を安定させる

---おすすめ食材

たけのこ、梨、のり、あさり

Type C

気と血が足りない人

---症状

夜中に何度も目が覚める／夢をよく見る／顔色が悪い／疲れ／めまい／動悸／物忘れ／食欲不振

---対処法

気と血を補い、胃腸の調子を整え、精神を安定させる

---おすすめ食材

米、じゃがいも、蜂蜜、ピーナッツ、白いんげん豆、かぼちゃ、キャベツ、小松菜、にんじん、ほうれんそう、ぶどう、いか、たこ、牛肉、鶏肉

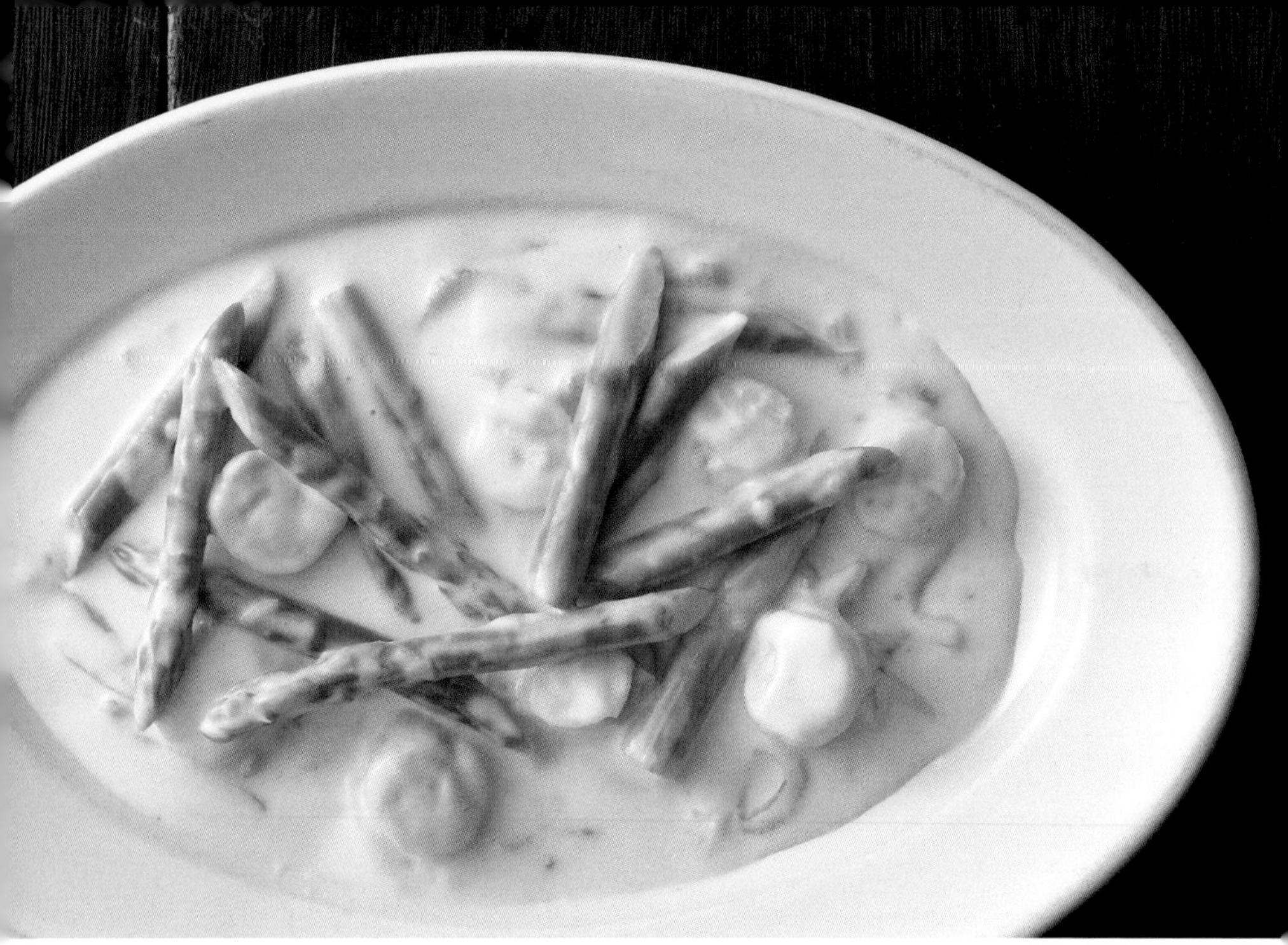

Type A

アスパラガスとほたてのクリーム煮

イタリアでは、春になると野生のアスパラガス狩りに出かけます。

◎材料［2人分］

アスパラガス -- 4本
ほたて貝柱 -- 4個
セロリ（うす切り）-- 10cm
薄力粉 -- 小さじ1
生クリーム -- カップ½
バター -- 10g
塩、こしょう -- 各適量

◎作り方

1. ほたては厚さを半分に切り、軽く塩をふる。
2. アスパラガスは根元をよけ、3等分の長さに斜めに切り、熱湯で2分塩ゆでする。
3. フライパンにバターを溶かし、セロリを弱火で1分炒め、塩少々を加え、ふたをして3分蒸し煮にする。薄力粉を加え、2分炒めたら、火を止め、生クリームを加え、混ぜ合わせる。
4. 再び火にかけ、塩、こしょうで味を調え、1と2を加え、2分煮る。

アスパラガス 微温 甘 苦 体の水分を補う／イライラをしずめる
ほたて 平 甘 鹹 体の水分を補う／腎臓を養う
セロリ 涼 甘 辛 熱を取る／利尿

Type B

あさりとドライトマトのスパゲッティ

ドライトマトにはおいしさがぎゅっと詰まっています。

◎材料［2人分］

A｜あさり（殻付き）-- 200g
　｜ドライトマトのオイル漬け
　｜（P49参照）-- 大さじ2
　｜白ワイン -- カップ1/4

にんにく（つぶす）-- 1/2かけ

スパゲッティ -- 160g

イタリアンパセリ（みじん切り）-- 小さじ2

オリーブオイル -- 大さじ2

塩 -- 適量

◎作り方

1. あさりは塩水（水500cc+塩大さじ1）につけ、砂を吐かせる。
2. フライパンにオリーブオイルとにんにくを入れて弱火にかけ、Aを加え、中火にしてふたをしてあさりの殻があくまで火にかける。にんにくは取り出す。
3. 熱湯1.5ℓに塩大さじ1を入れ、スパゲッティをゆで上げて、2に加えてあえ、塩加減を調え、イタリアンパセリをふる。

あさり 寒 甘 鹹 熱を冷まし、痰を取る／渇きをいやす

トマト 微寒 甘 酸 熱を取る／解毒／水分を補う／消化促進

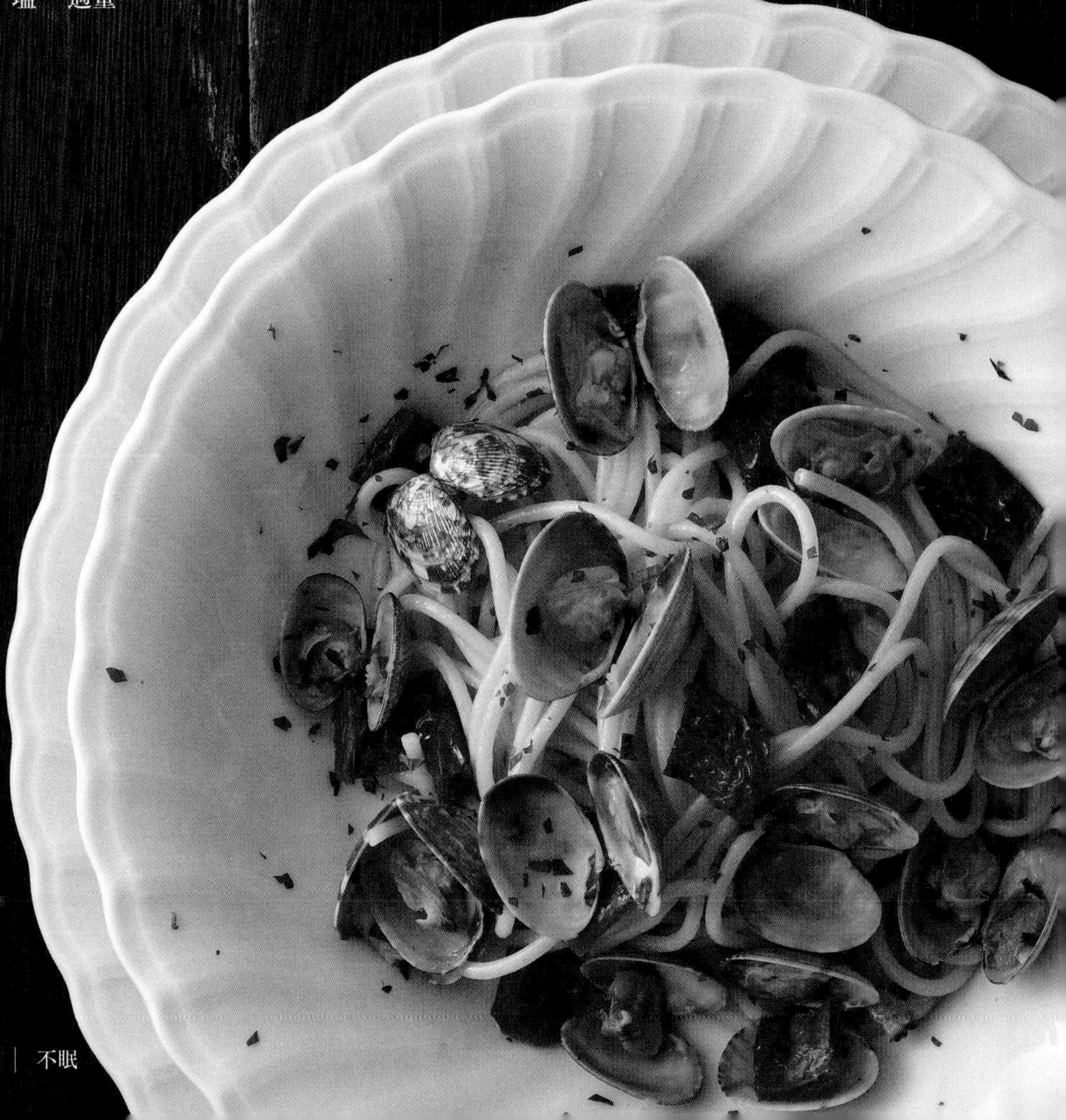

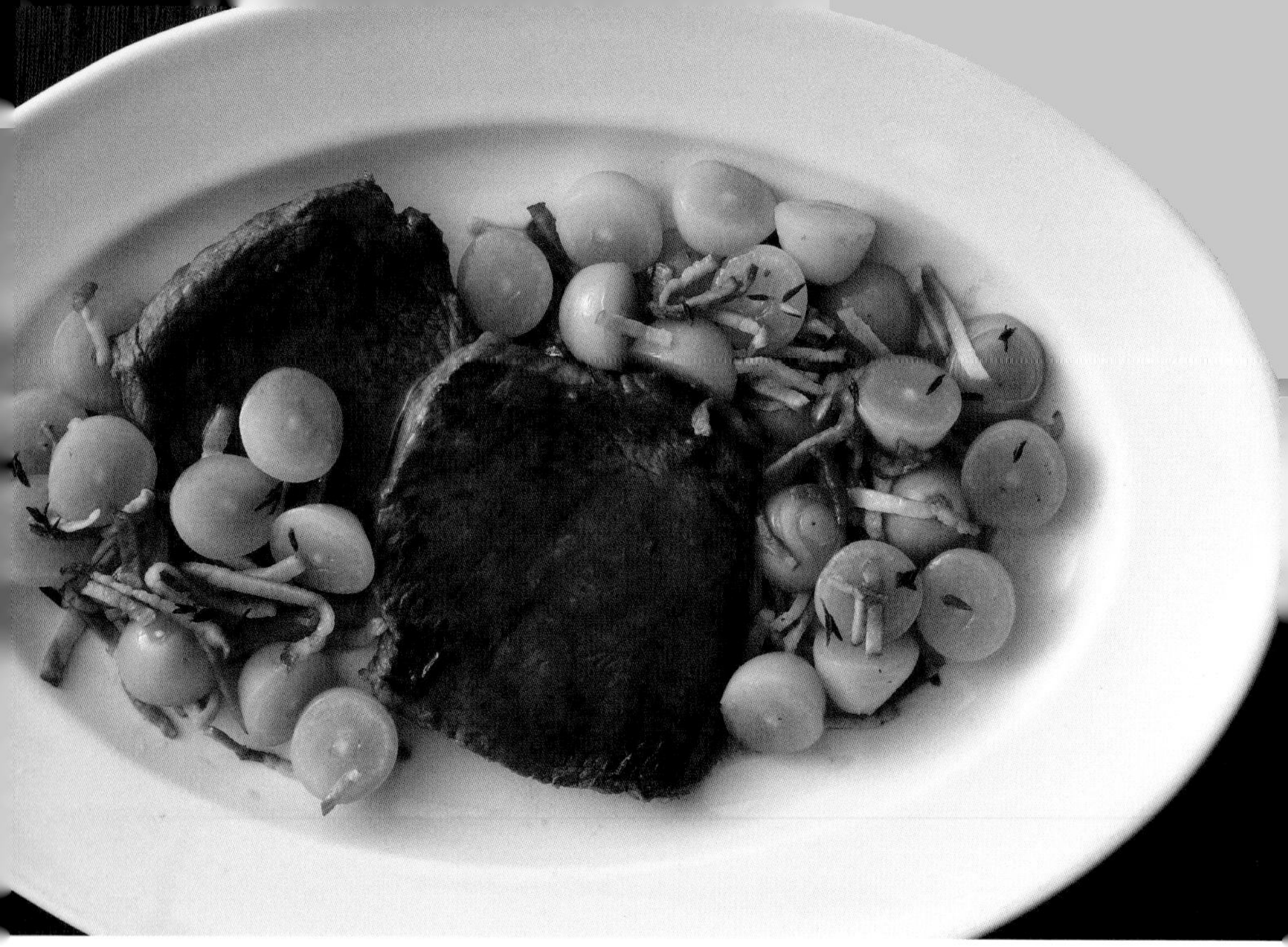

Type C

牛肉のマスカットソース

肉とフルーツの組み合わせはトスカーナの貴族料理の流れをくんでいます。

◎材料［２人分］

牛もも肉ステーキ用 -- ２枚
ベーコン（細切り）-- 30g
マスカット -- 15粒
白ワイン -- カップ¼
にんにく（つぶす）-- ½かけ
タイム -- ３枚
バター -- 小さじ½
オリーブオイル -- 大さじ1
塩、こしょう -- 各適量

◎作り方

1. マスカットを半分に切り、小鍋に入れ、白ワインを加え、ふたをして1分蒸し煮にする。
2. 牛肉はすじを切り、肉たたきで軽くたたき、塩、こしょうする。
3. フライパンにオリーブオイルとにんにくを入れ、弱火にかけ、香りが出たら取り出す。２とベーコンを入れ、強火にして牛肉の両面を色よく焼く。
4. ３に１とタイム１枚を加え、1分煮る。最後にバターを加え、肉を取り出し、残ったソースを少し煮詰める。皿に肉を盛り、ソースをかけて残りのタイムをふる。

牛肉 平 甘 **気と血を補う／胃腸の調子を整える／筋と骨を強くする**

ぶどう 平 甘 酸 **気と血を補う／筋と骨を強くする／イライラをしずめる**

Ricette Italiane

うつ

心配ごとやストレスなどで思い悩むと、気の巡りが悪くなります。情緒が不安定になり、気持ちが落ち込んだり、逆に高ぶったりすることもあります。また過労や老化、環境の変化などで、体の機能が衰えたり、ホルモンのバランスが崩れて、うつになることもあります。病は気からと言いますが、うつは多くの病気の原因になります。

---共通の症状

気分が落ち込む、言葉や動作が減る、疲れ、怒り、不満、やる気が出ない

Type A

気の巡りが悪い人

---症状

共通の症状＋めまい／のぼせ／咳／喘息／下腹部のはれ／痛み／しゃっくり／げっぷ／生理痛／生理不順

---対処法

気を巡らせてうつや痛みを解消する

---おすすめ食材

そば、エシャレット、グリンピース、バジル、パセリ、オレンジ、みかん

Type B

心臓の働きが悪くなり、血が不足している人

---症状

共通の症状＋精神不安／動悸／不眠／泣いたり、悲しくなったりする

---対処法

血を補い、心を落ち着かせる

---おすすめ食材

小麦、ピーナッツ、小松菜、にんじん、ほうれんそう、ぶどう、いか、牡蠣、ほたて、牛乳

Type C

気と血が足りない人

---症状

共通の症状＋動悸／夢をよく見る／めまい／物忘れ／顔色が白いあるいはつやがなく黄色い／手足の疲れ／下痢／暑くないのに汗をかく

---対処法

気と血を補って、胃腸の調子を整えて、心を落ち着かせる

---おすすめ食材

米、じゃがいも、栗、ピーナッツ、にんじん、きのこ、ぶどう、いか、たこ、牛肉、鶏肉

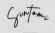

Type A

スナップえんどうのオレンジ風味

オレンジのさわやかな香りで気持ちが明るくなる一品です。

◎材料［2人分］

スナップえんどう -- 200g
エシャレット（粗みじん切り） -- 2本（玉ねぎ⅛個でも可）
オレンジ -- ½個
タイム -- 1枝
オリーブオイル -- 小さじ2
塩 -- 適量

◎作り方

1. スナップえんどうはすじを取り、熱湯で2分塩ゆでし、冷水にさらしざるに上げる。オレンジに塩をすり込んで洗い、皮をすり下ろし、果肉はナイフで一口大にカットする。
2. フライパンにオリーブオイルを熱し、エシャレットを弱火で3分炒め、1とタイム、塩少々を加え、ふたをして1分蒸し煮する。

スナップえんどう 平 甘 胃腸の調子を整え、気を下ろす／湿気を取り利尿、解毒／気を補う
エシャレット 温 辛 苦 気を巡らせて、発散させる
オレンジ 涼 甘 酸 気を巡らせて、食欲を増進させる／水分を補い、渇きをいやす／酒の酔いをさます／肺をうるおす／胃腸の調子を整える

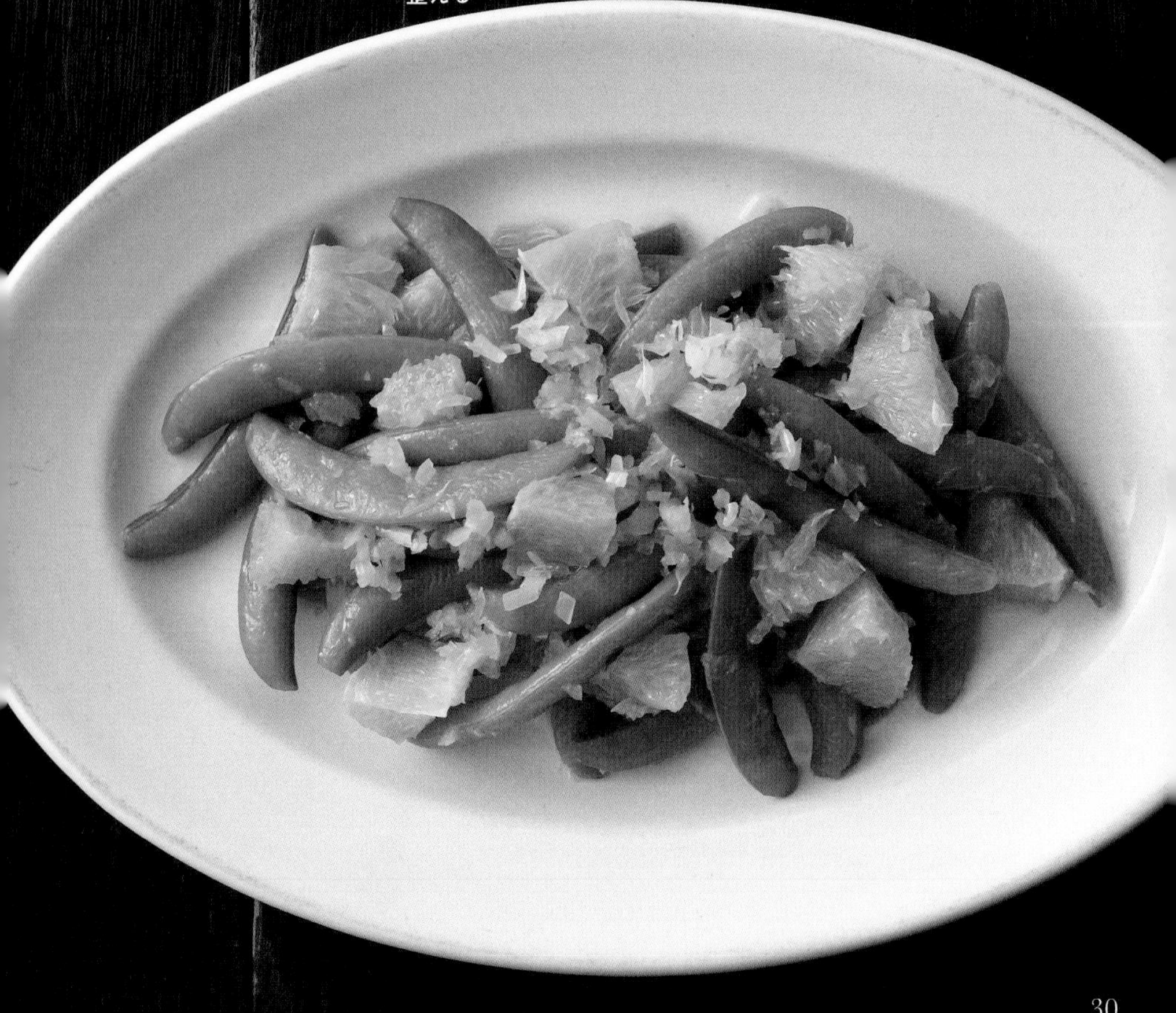

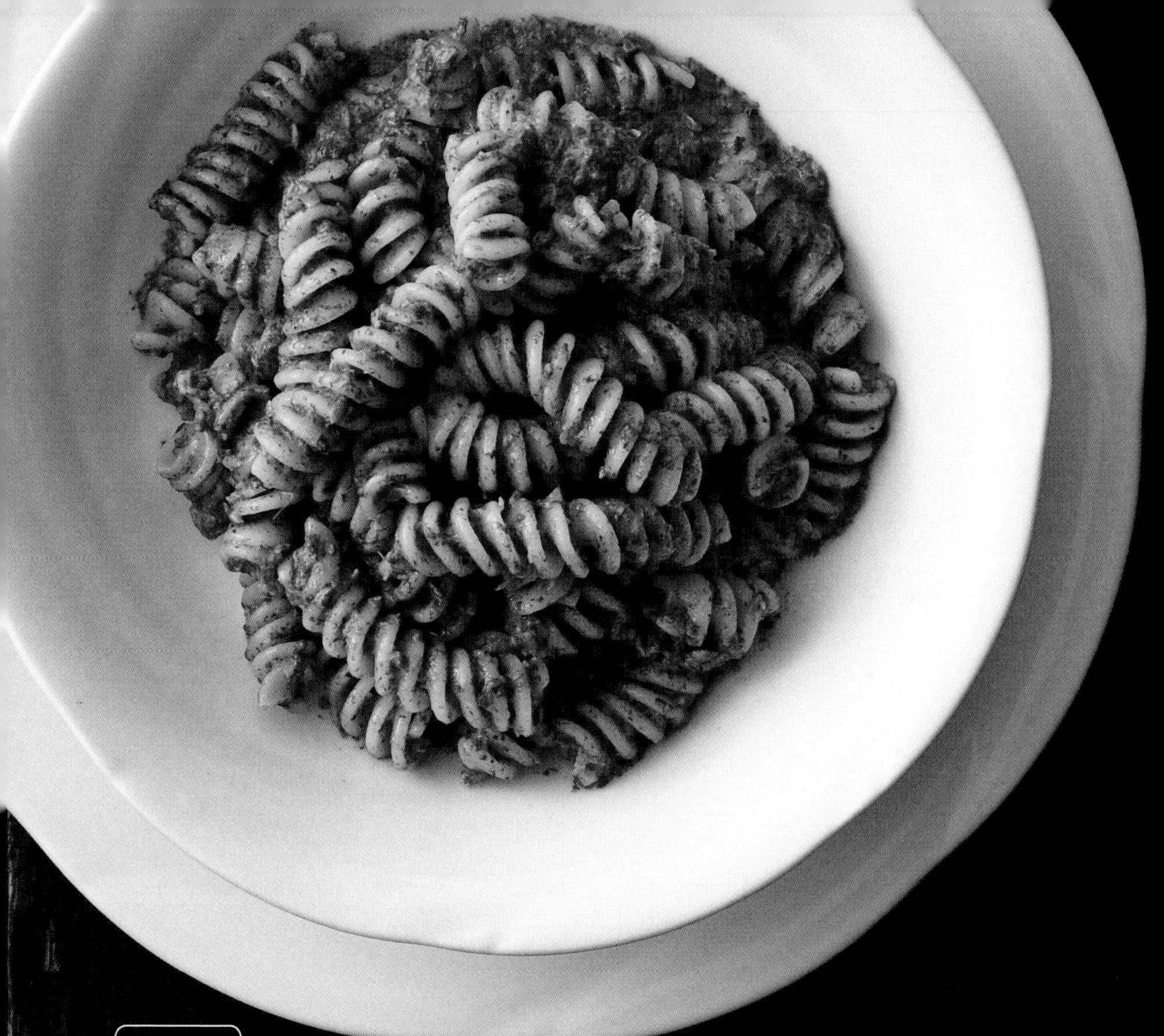

Type B

ほうれんそうクリームのフジッリ

イタリアのほうれんそうは、肉厚で甘くとてもおいしいです。

◎材料［2人分］

ほうれんそう -- 5株
玉ねぎ（うす切り）-- ¼個
オリーブオイル -- 小さじ2
生クリーム -- カップ½
A｜パルミジャーノ（すり下ろし）
　｜ -- 大さじ2
　｜ナツメグ、塩、こしょう
　｜ -- 各適量
フジッリ -- 160g
塩 -- 適量

◎作り方

1. ほうれんそうはさっと塩ゆでし、水にさらしてしっかりと絞り、根元を切り落とし、長さ3㎝に切る。
2. 鍋にオリーブオイルを熱し、玉ねぎを2分炒め、塩少々を加え、ふたをして弱火で4分蒸し煮にする。1と水カップ¼、生クリームを加え温める。火を止め、ハンドブレンダーでクリーム状にし、Aを加え、味を調える。
3. 熱湯1.5ℓに塩大さじ1を入れ、フジッリをゆで上げ、2に加えてあえる。

ほうれんそう 涼 甘 **血を補い、渇きをいやす／イライラをしずめる／目を養う／便秘改善**

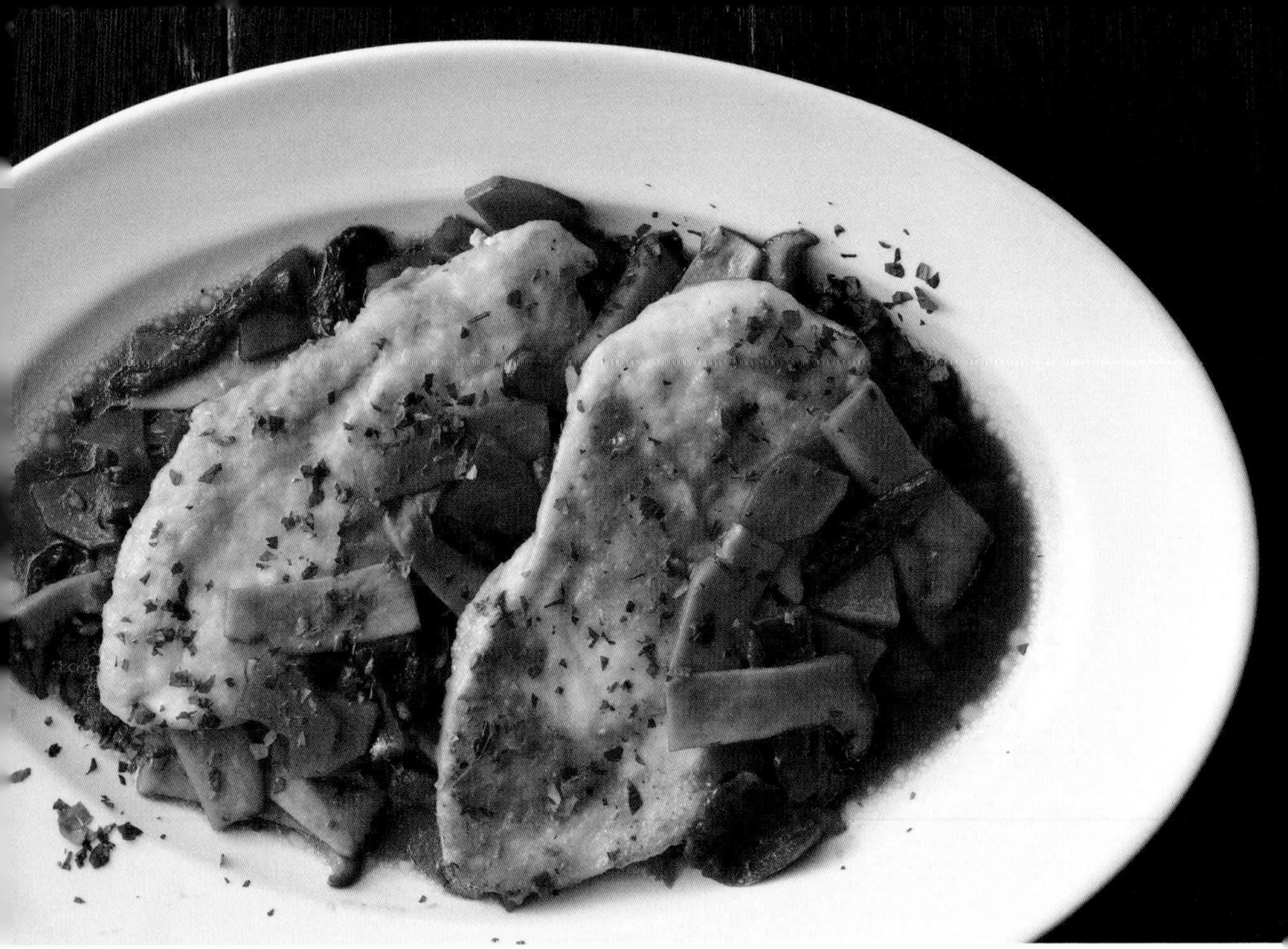

Type C

きのこ風味のスカロッピーネ

ポルチーニ茸を鶏肉と合わせて、香り高い一品に仕上げました。

◎材料［2人分］

鶏むね肉 -- 1枚

A
- 乾燥ポルチーニ -- 10g
- エリンギ（短冊切り）-- 2本
- にんじん（いちょう切り）-- 6㎝

にんにく（つぶす）-- ½かけ

薄力粉 -- 適量

白ワイン -- カップ¼

イタリアンパセリ（みじん切り）-- 小さじ2

オリーブオイル -- 大さじ2

塩、こしょう -- 各適量

◎作り方

1. 乾燥ポルチーニは水カップ½にひたしもどす。もどし汁はこして取り置く。
2. 小鍋にオリーブオイル大さじ1とにんにくを入れて火にかけ、Aを加えて2分炒めたら、1の戻し汁を加え、2分煮て、軽く塩、こしょうする。にんにくは取り出す。
3. 鶏肉は皮を取り、うす切りにし、軽く塩をふり、薄力粉をまぶす。フライパンにオリーブオイル大さじ1を熱し、中火で鶏肉の片面を5分、裏返して2分焼く。
4. 3に2を加え、1分煮る。仕上げにイタリアンパセリをふる。

鶏肉 温 甘 **気と血を補う／胃腸を温め、調子を整える／精気を補う**

きのこ 平 甘 **気を補う／胃腸の調子を整える**

にんじん 平 甘 微苦 **血を補う／渇きをいやし、咳を止める／胃腸の調子を整える**

Ricette Italiane

かぜ

かぜは1年を通じてよくかかる病気です。季節によって症状はさまざまです。かかったかなと思ったら、早めに季節に合った食材をとって、体を休めましょう。日頃からよく食べ、よく働き、よく休み、穏やかに過ごすと、気の力が強くなり、かぜをひきにくい体になります。

《春のかぜ》

---症状　発熱、微汗、くしゃみ、鼻水、鼻づまり、のどのかゆみと痛み、微咳、目の充血、目やに、頭痛

---おすすめ食材　早春：大葉、香菜、しょうが、ねぎ、バジル、パセリ、三つ葉、みょうが　晩春：カモミール、菊花、くず、桑の葉、ミント

《梅雨のかぜ》

---症状　悪寒、発熱、頭が重く痛い、食欲不振、腹痛、下痢、胸が苦しい、吐き気、お腹が張る

---おすすめ食材

とうもろこし、あずき、白いんげん豆、大葉、しょうが、ねぎ、バジル、パセリ

《夏のかぜ》

---症状　発熱、顔が赤い、汗をたくさんかく、のどが渇く、尿が少ない

---おすすめ食材

きゅうり、セロリ、トマト、レタス、キーウィ、すいか、梨、パイナップル、りんご

《秋のかぜ》

---症状　発熱、イライラ、のどの渇きと痛み、口や鼻の乾燥、咳、喘息、胸痛、鼻血、痰は少ない

---おすすめ食材

蜂蜜、柿、キーウィ、梨、パイナップル、バナナ、びわ、りんご、乳製品

《冬のかぜ》

---症状　悪寒、発熱、無汗、頭痛、体が痛む、咳、喘息、関節の痛み、胃痛、腹痛、下痢

---おすすめ食材

米、黒砂糖、大葉、しょうが、唐辛子、ねぎ、バジル、パセリ

《早春》ねぎのスープ

発汗をうながし、熱を下げるスープです。オレンジなどのビタミン類をとって、体を冷やし、ゆっくり休むというのがイタリア流です。

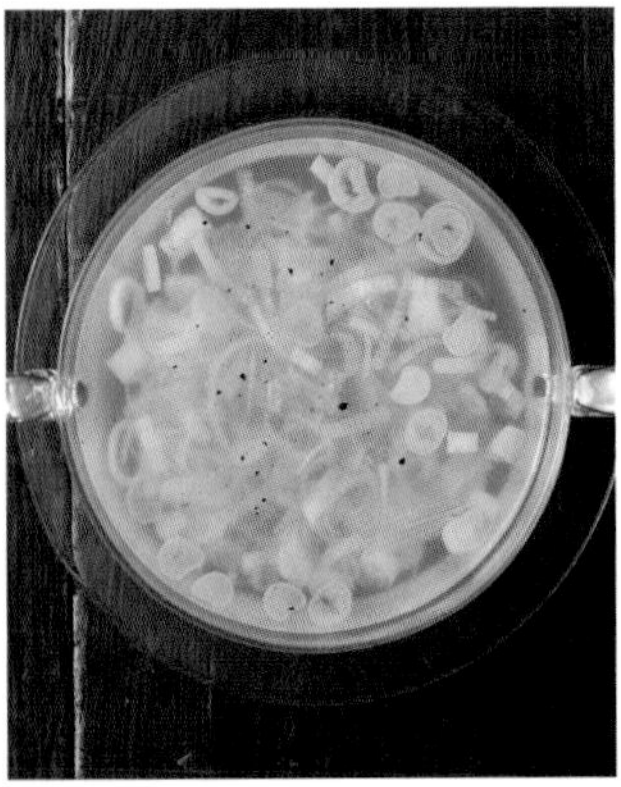

◎材料［2人分］

ねぎ（小口切り）-- 1本

A｜しょうが汁 -- 小さじ1
　｜顆粒チキンブイヨン -- 3g

塩、こしょう -- 各適量

◎作り方

1. 鍋に水カップ2、ねぎを入れ火にかけ、煮立ったらアクを取り、弱火にして、Aを加え、塩、こしょうで味を調える。

※ねぎは長時間熱を加えると、甘くなり、発汗作用が弱まります。調理時間に気をつけましょう。

ねぎ 温 辛 発汗／解熱／体を温める／解毒

《晩春》くず入りミントティー

春分を過ぎて暖かくなったら、かぜを発散させて、熱を下げましょう。

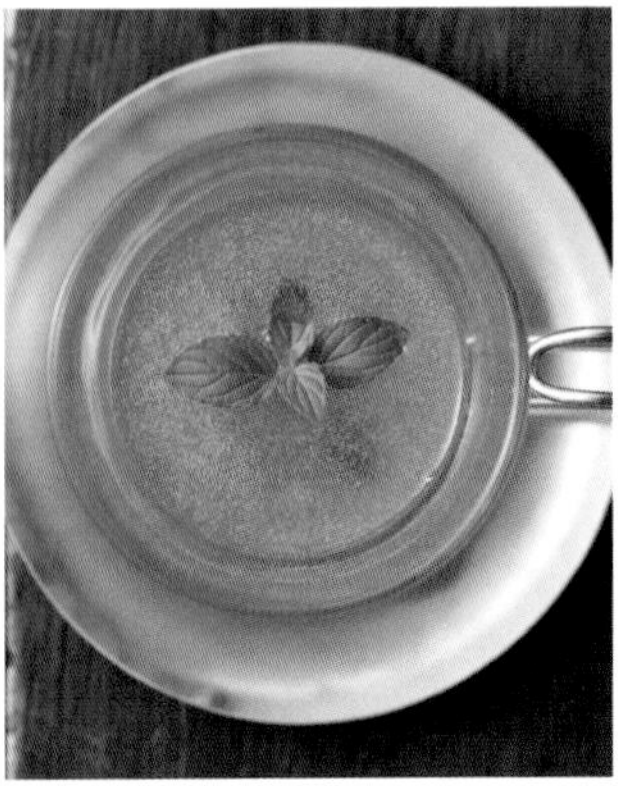

◎材料［2人分］

ペパーミント -- 2枝
（または同ティーバッグ2個）

A｜くず粉 -- 大さじ1
　｜きび砂糖 -- 小さじ2

◎作り方

1. 水カップ1にAを入れて溶かす。
2. 小鍋に熱湯カップ1とペパーミント2枝を入れ、弱火にかけて1を加え、かき混ぜる。とろみがついて透明になったら火を止め、カップに注ぐ。

ミント 涼 辛 発汗／解熱／頭痛、めまい、目の充血、のどの痛み改善／うつ解消

くず粉 涼 辛 甘 発汗／解熱／発疹させて解毒／渇きをいやす

《梅雨》コーンスープ

湿気を取り、胃腸の調子を整え、熱を発散させるスープです。

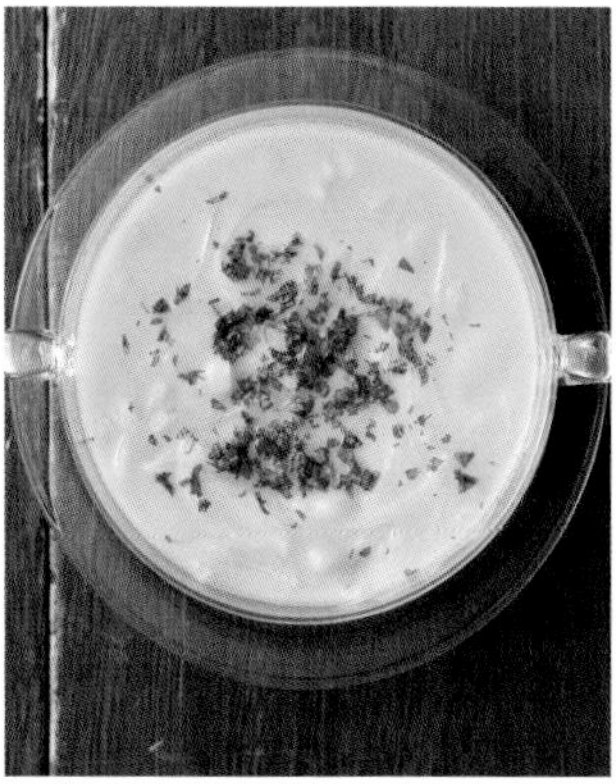

◎材料［2人分］

玉ねぎ（うす切り）-- ½個

大葉（みじん切り）-- 2枚

A｜クリームスタイルコーン缶 -- 1個（180g）
　｜塩、こしょう -- 各適量

◎作り方

1. 鍋に水カップ1と玉ねぎを入れ煮立たせ、アクを取り弱火で5分煮る。
2. Aを加え味を調え、一煮立ちさせて大葉を散らす。

とうもろこし 平 甘 熱を冷まし、湿気を取る／胃腸の調子を整える／肺をうるおす／利尿

大葉 温 辛 発汗／寒さを取る／胃腸の気を巡らす／魚、かにの解毒

《夏》すいかのゼリー

熱を取り、渇きをいやすゼリーです。すいかの皮の白い部分にも効果があるので、ミキサーにかけてこして飲むのもよいでしょう。

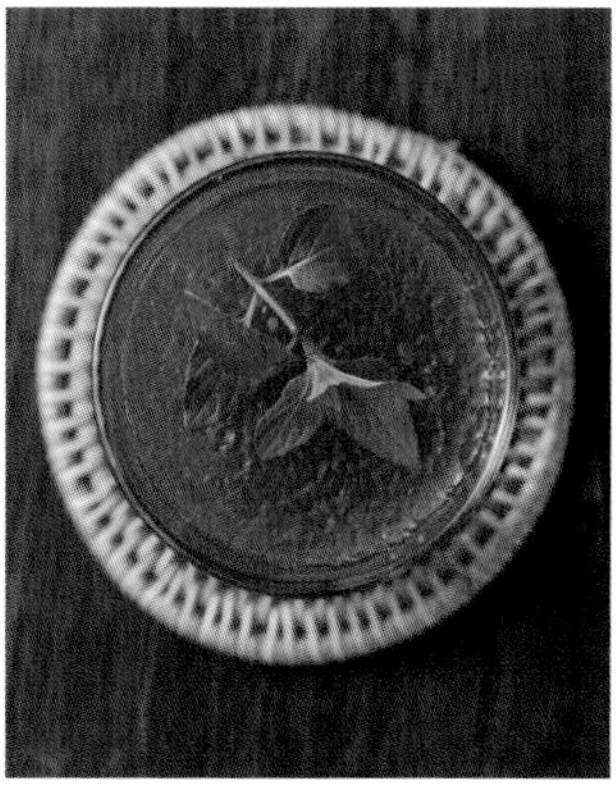

◎材料［2人分］

すいか -- 300g

ペパーミントの穂先 -- 2本

A｜きび砂糖 -- 20g
　｜アガー -- 3g
　｜塩 -- 少々

◎作り方

1. すいかは種を取り、皮をむき、ミキサーにかけてジュースにする。
2. 1を鍋に入れ、弱火にかけて、Aを混ぜ合わせたものを加え溶かす。器に注ぎ、冷まして固め、ミントを飾る。

すいか 寒 甘 熱を取る／渇きをいやし、イライラをしずめる／利尿

《秋》洋梨とアマレット入りカモミールティー

カモミールティーは、心を落ち着かせ、不眠にも効果的です。
アマレットは、肺をうるおし、咳をしずめます。

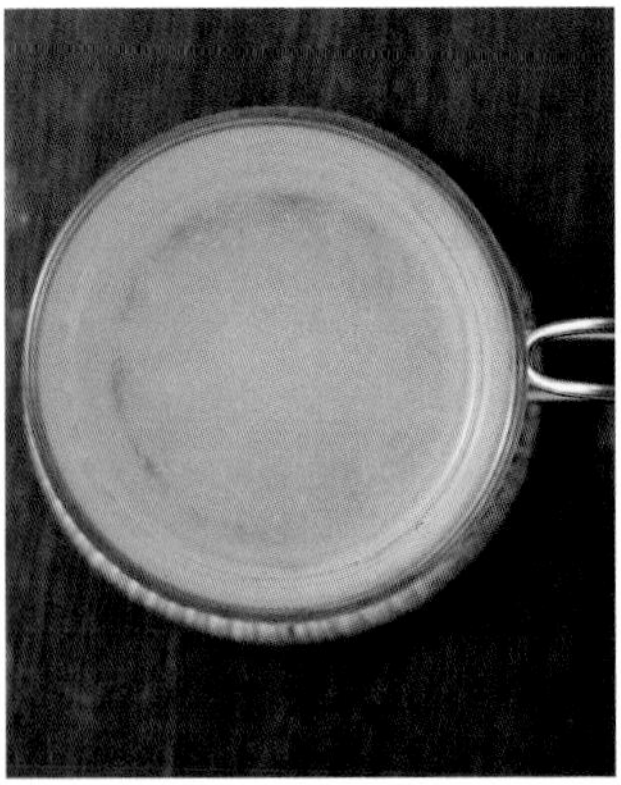

◎材料［2人分］

カモミールのティーバッグ -- 2個
洋梨 -- ½個
アマレット（P81参照） -- 大さじ1

（P81参照）

◎作り方

1. 洋梨の皮をむき、芯を取って、すり下ろす。
2. 鍋に水カップ2、アマレットを加え火にかけ、アルコール分を飛ばす。カモミールのティーバッグを入れ、ふたをして3分蒸らし、1を加える。

※カモミールは子宮収縮作用があるので、
妊娠中の方は注意が必要です。

カモミール 温 苦 心をしずめる／不眠改善／胃腸の調子を整える
杏仁 微温 苦 咳、喘息を軽減／便秘改善
梨 涼 甘 微酸 熱と痰を取る／渇きをうるおす

《冬》ジンジャーティー

体を中から温め、発汗をうながして熱を下げます。

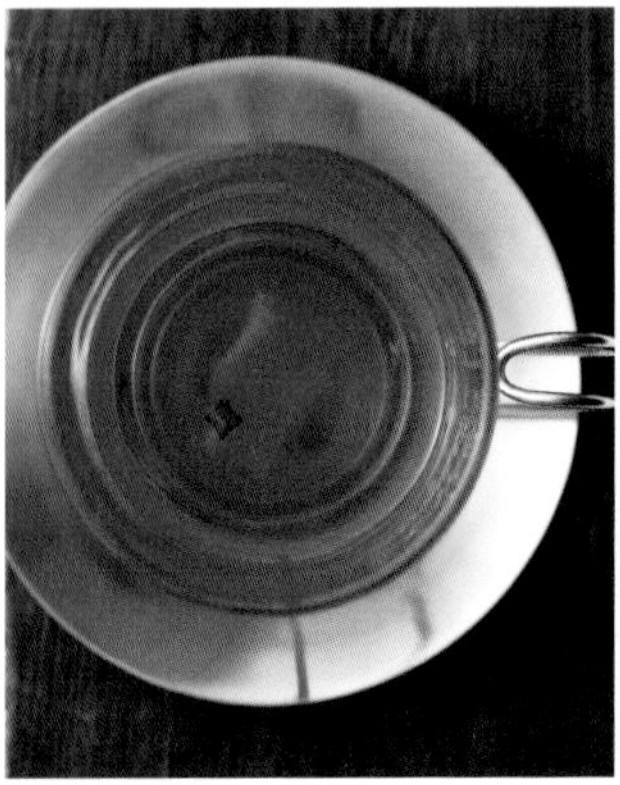

◎材料［2人分］

A｜皮付きしょうが（みじん切り） -- 6g
｜クローブ -- 2粒
｜粒こしょう -- 5粒
紅茶 -- 5g
蜂蜜 -- 適量

◎作り方

1. Aをポットに入れ、熱湯カップ2を注ぎ、5分蒸らす。
2. 紅茶を加え3分蒸らし、こしてカップに注ぎ、お好みで蜂蜜を加え、熱いうちにいただく。

しょうが 温 辛 発汗／解熱／胃を温め、嘔吐を止める／肺をうるおし、咳を止める
クローブ（丁香） 熱 辛 体を温め、痛みを取る／腎臓を温め、陽気を強める
こしょう 熱 辛 胃を温め、寒さや痛みを取る／解毒／胃の働きを調える

Gintomi

Ricette Italiane

冷え性

気の巡りや血の流れが悪くなったり、血が不足したりして、気と血が全身に行き渡らなくなると、体が冷えて、痛みが出ることがあります。冷えはさまざまな不調の原因になります。イタリアでは、夏でもビールをキンキンに冷やすことはありません。冷たい食べ物、飲み物は胃腸を痛め、冷えの原因にもなりますので、控えましょう。

---共通の症状

手足／腰の冷えや痛み／寒がり／疲れ／顔色が青白い

Type A

気が不足して、体を温められなくなった人

---症状

共通の症状＋冷えの症状がひどく、温めると楽になる／めまい／むくみ／下痢／尿がだらだらと続く／性能力の低下

---対処法

体を温め、腎臓を養う

---おすすめ食材

くるみ、えび、牛肉、鹿肉、鶏肉、羊肉

Type B

血が不足し、流れが悪くなっている人

---症状

共通の症状＋めまい／動悸／不眠／手足のしびれ／生理不順／生理痛／生理の出血量が少なく、色が薄い、あるいは紫、固まりがある

---対処法

血と気を補う、血の流れをよくする

---おすすめ食材

穀類、いも類、栗、くるみ、ピーナッツ、かぼちゃ、にんじん、ぶどう、いか、たら、ターメリック

Type C

寒さが内臓に入り込み体を温める気の巡りが悪くなっている人

---症状

共通の症状＋手足、腰の冷え／温めると楽になる／腹痛／下痢／生理不順／生理痛

---対処法

胃腸を温め、寒さを発散させる

---おすすめ食材

ししとう、しょうが、唐辛子、にんにく、ねぎ、パセリ、鶏肉、羊肉、酒

Type A

えびとパプリカのソテー

パプリカとえびは体を温める名コンビです。

◎材料［２人分］

えび（中）-- 10尾
パプリカ赤、黄 -- 各½個
にんにく（つぶす）-- ½かけ
アンチョビ -- 1尾
イタリアンパセリ（みじん切り）
-- 小さじ1
オリーブオイル -- 小さじ4
塩、こしょう -- 各適量

◎作り方

1. えびは殻をむき、背わたを取って洗い、水けをふき、軽く塩をふっておく。パプリカはへた、種、わたを取り、一口大の斜め切りにする。
2. フライパンにオリーブオイル小さじ２とにんにくを入れて火にかける。えびを入れ、片面1分ずつ焼いて取り出す。
3. ２のフライパンにオリーブオイル小さじ２とパプリカとアンチョビを入れ、塩、こしょう少々を加え2分炒めたら、ふたをして弱火で５分蒸し煮にする。
4. ３にえびを加え、1分炒め、イタリアンパセリをふる。

えび 温 甘 体を温める／腎臓を養う
パプリカ 熱 辛 胃腸を温め、腹痛、下痢、嘔吐改善／食欲不振、消化不良改善

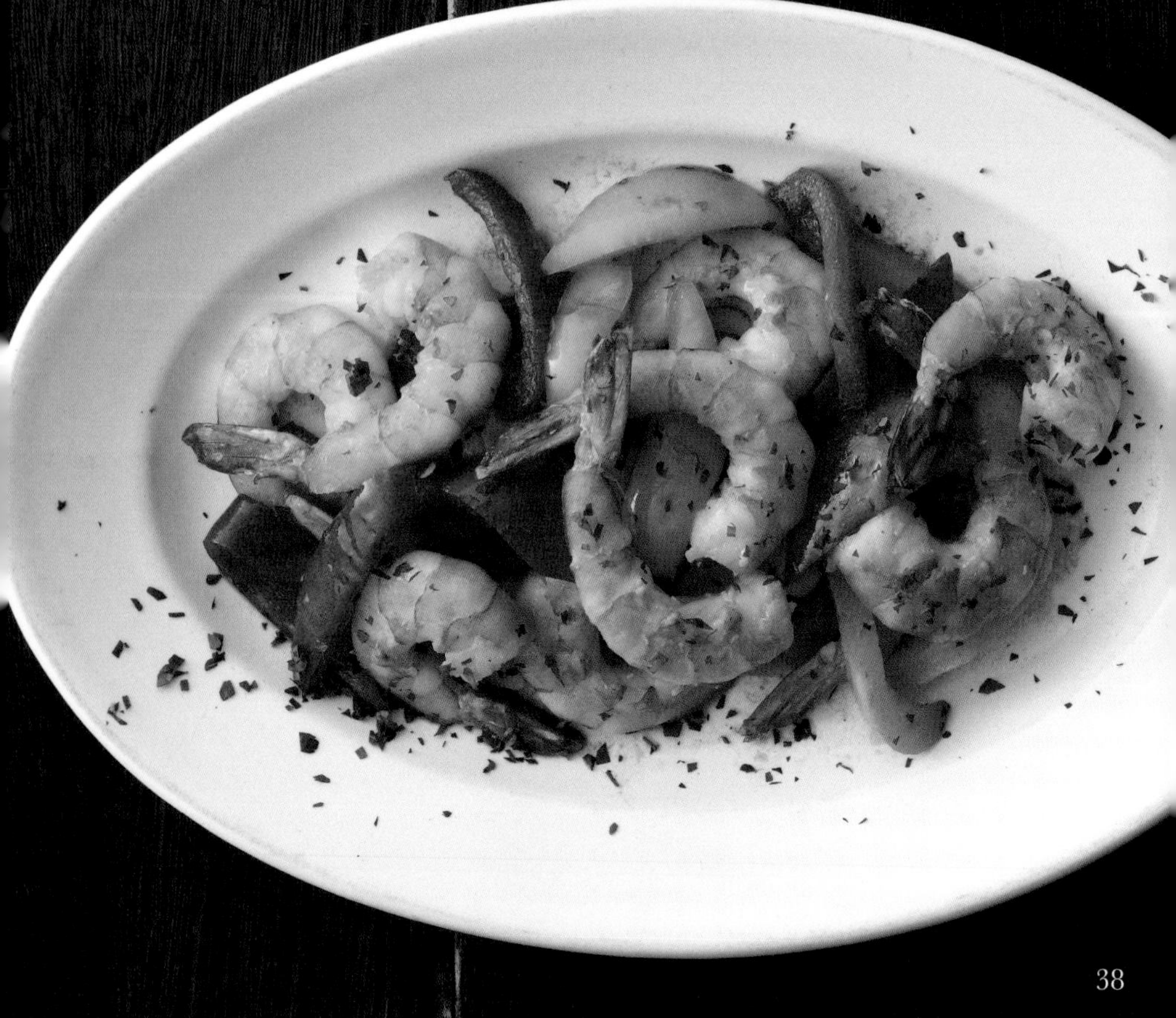

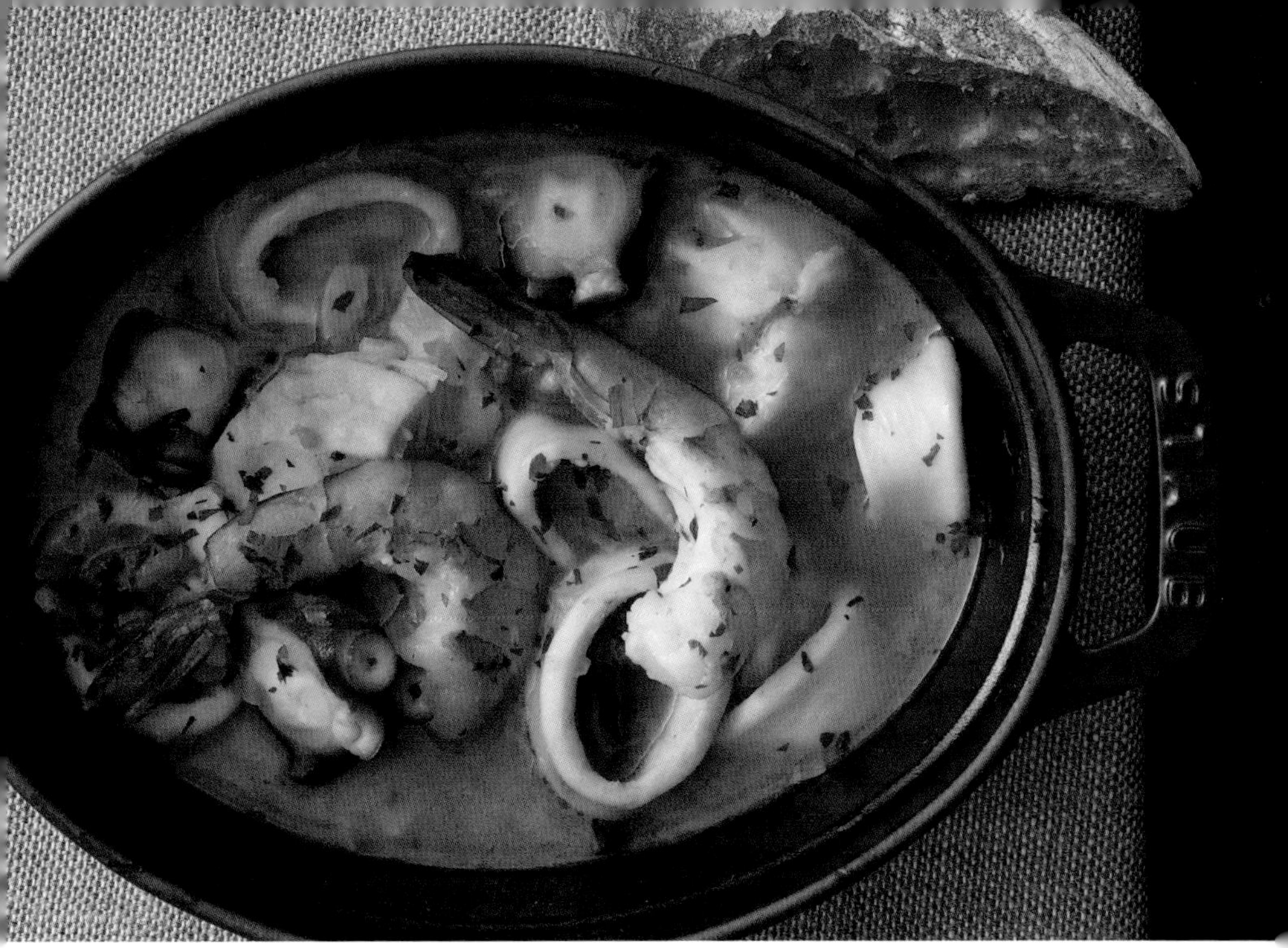

Type B

魚介のスープ鍋

イタリアの海辺の街には、それぞれの魚介スープがあります。

◎材料［2人分］

いか(冷凍可)、ゆでだこ -- 各100g
たら -- 1切
えび(中) -- 2尾
ターメリック -- ひとつまみ
にんにく(うす切り) -- 1かけ
A
- にんじん(粗みじん切り) -- 5cm
- ねぎ(粗みじん切り) -- 10cm
- 玉ねぎ(粗みじん切り) -- $\frac{1}{8}$個
- 赤唐辛子(種を取り小口切り) -- 1本
- 塩 -- 少々

白ワイン -- カップ$\frac{1}{4}$
水 -- カップ$\frac{1}{2}$
イタリアンパセリ(みじん切り) -- 小さじ1
オリーブオイル -- 大さじ1

◎作り方

1. いかは内臓を取り、皮をむき、吸盤の硬い部分を取り、1cm幅の輪切りにする。たことたらは一口大に切り、えびは殻と背わたを取り、ざるに上げ、軽く塩をふる。
2. 小鍋にオリーブオイルとターメリックとにんにくを入れ、弱火にかける。香りが出てきたら、Aを加え、弱火で2分炒めたら、ふたをして弱火で3分蒸し煮にする。
3. 2に1を入れ、1分炒め、白ワインと水を加える。3分煮て、イタリアンパセリを散らす。

※お好みで、トーストしてにんにくをすりつけたバゲットを添える。

いか［平］［鹹］ **血を補い、体の水分を補う**
たら［平］［鹹］ **気と血を補う**
ターメリック［温］［辛］［苦］ **血の流れ、気の巡りを促進する**

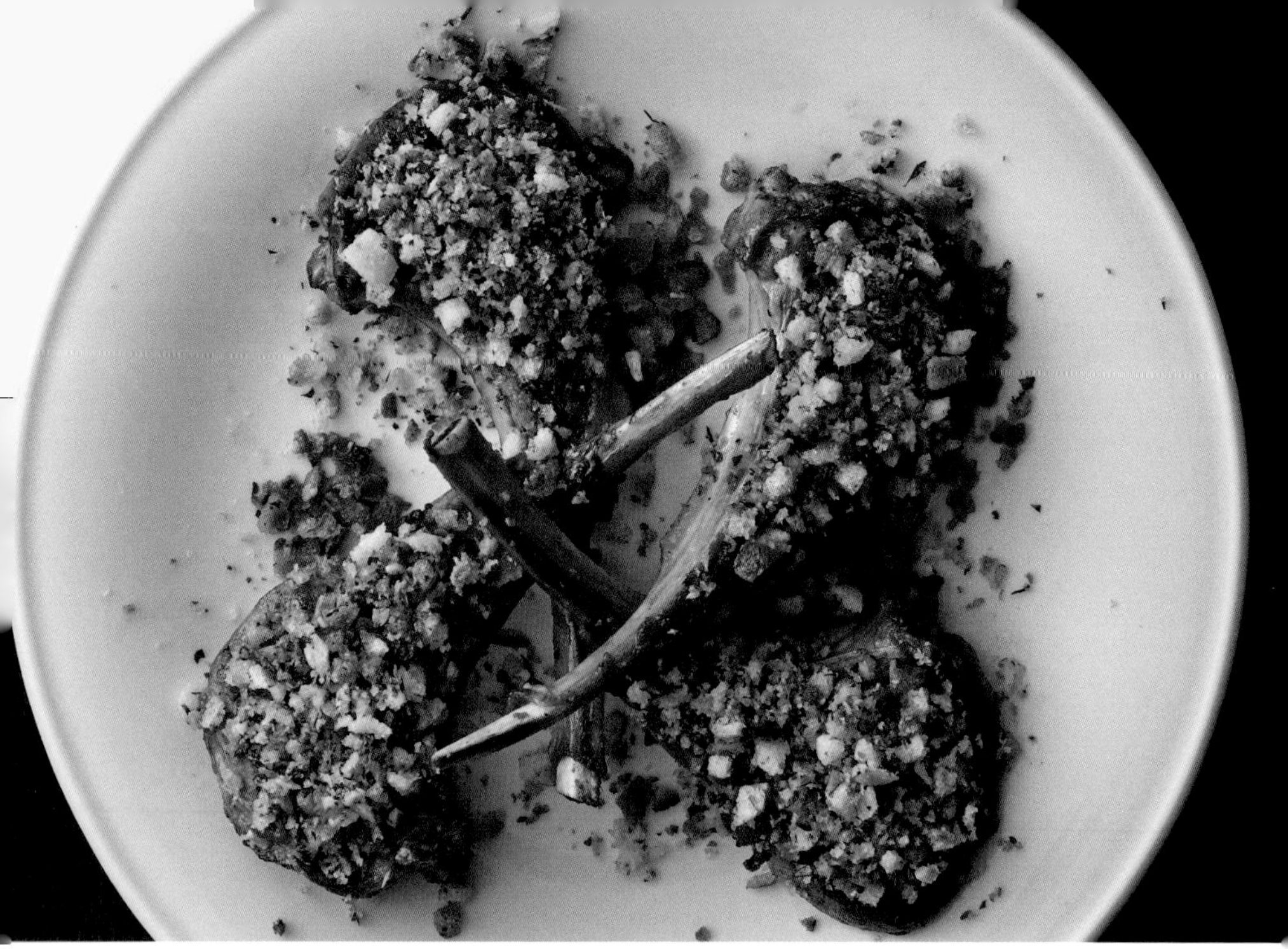

/ Type C \

仔羊のカリカリ香草パン粉がけ

香草パン粉で羊の臭みを消します。

◎材料［2人分］

ラムチョップ -- 4本

A
- にんにく（みじん切り）-- 1かけ
- バゲット（1cm角に刻む）-- 2切れ
- タイムの葉 -- 小さじ½
- ローズマリー（みじん切り）-- 小さじ½
- イタリアンパセリ（みじん切り）-- 小さじ2

にんにく（つぶす）-- 1かけ

白ワイン -- カップ¼

オリーブオイル -- 大さじ1と⅔

塩、こしょう -- 各適量

◎作り方

1. Aと塩少々をフードプロセッサーにかける（香草パン粉）。フライパンにオリーブオイル小さじ2を熱し、香草パン粉を2分炒める。
2. フライパンにオリーブオイル大さじ1とにんにくを入れて火にかけ、塩、こしょうしたラムチョップを中火で片面7分、裏返して2分焼き、白ワインを加えてアルコール分をとばす。
3. 皿に盛り、1をふりかける。

※香草パン粉は、保存袋に入れて2週間冷凍保存可能。
※市販のパン粉にハーブ類と塩を加えたもので代用可。

羊肉 温 甘 気を補う／胃腸を温める

※ホットスパイシーワインと一緒にどうぞ。→レシピP50参照

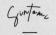

Ricette Italiane

便秘

便が固くてなかなか出ない、出たあともすっきりしないなど、便秘の症状が続くと、頭痛、歯痛、皮膚炎、咳、口臭、吐き気などの症状があらわれます。便秘にはさまざまな原因とタイプがあります。正しい対処法でお腹をすっきりさせましょう。

Type A

体内に熱がこもり、腸の水分が不足している人

---症状　便が乾燥している／臭い／尿の量が少なく、色が濃い／顔が赤い／熱っぽい／お腹が張る／腹痛／のどが乾く／口臭

---対処法　熱を取り、腸をうるおす

---おすすめ食材　トマト、なす、イチジク、パイナップル、バナナ、メロン、りんご

Type B

腸が乾燥している人

---症状　やせ型／顔色が赤い／ほてり／寝汗／めまい／耳鳴り／動悸／不眠／コロコロの便

---対処法　体の水分を補い、腸をうるおし、便通をうながす

---おすすめ食材　松の実、貝類、豚肉、卵、牛乳、チーズ

Type C

気が不足し、排便する力がない人

---症状　便意があるのに便が出ない／便は固くない／排便後に汗や疲れが出る／顔色白／疲れ／息切れ

---対処法　気を補い、便通をうながす

---おすすめ食材　さつまいも、じゃがいも、蜂蜜、かぼちゃ、鶏肉

Type D

腸が冷えている人

---症状　冷え、温めることを好む、疲れ、腹痛、腰や背中の痛み、顔色が青白い、尿がダラダラと続く、便意がない、便は太く固い

---対処法　体を温めて便通をうながす

---おすすめ食材　くるみ、松の実、えび、鹿肉、鶏肉、羊肉

Type B

リコッタとほうれんそうのニューディ

ラビオリの中身に小麦粉を加えてゆでたトスカーナ州の料理です。

◎材料［2人分］

A｜リコッタ（P64参照）-- 100g
卵 -- ½個
パルミジャーノ（すり下ろし）-- 大さじ4
薄力粉 -- 大さじ3
塩 -- 少々

ほうれんそう -- 4株
セージ -- 2枚
バター -- 15g
塩 -- 適量

◎作り方

1. ほうれんそうは塩ゆでし、冷水に取り、しっかりと絞り、根元を切り落とし、細かく刻む。
2. ボウルにAと1を入れ、よく混ぜ合わせる。
3. 熱湯1ℓに塩小さじ2を加え、2をスプーン2個でたて長に丸めてゆでる。浮いてきたらすくい上げ皿に盛る。
4. 溶かしバターにセージを加えたものを上からかけ、好みでパルミジャーノ（分量外）をふる。

卵 平 甘 体の水分と血を補う／気持ちを落ち着かせる
チーズ 平 甘 酸 体の水分を補う／便秘改善
ほうれんそう 涼 甘 血を補い、渇きをいやす／イライラをしずめる／目を養う／便秘改善

Type A マチェドニア（フルーツポンチ・右上）→レシピP50参照

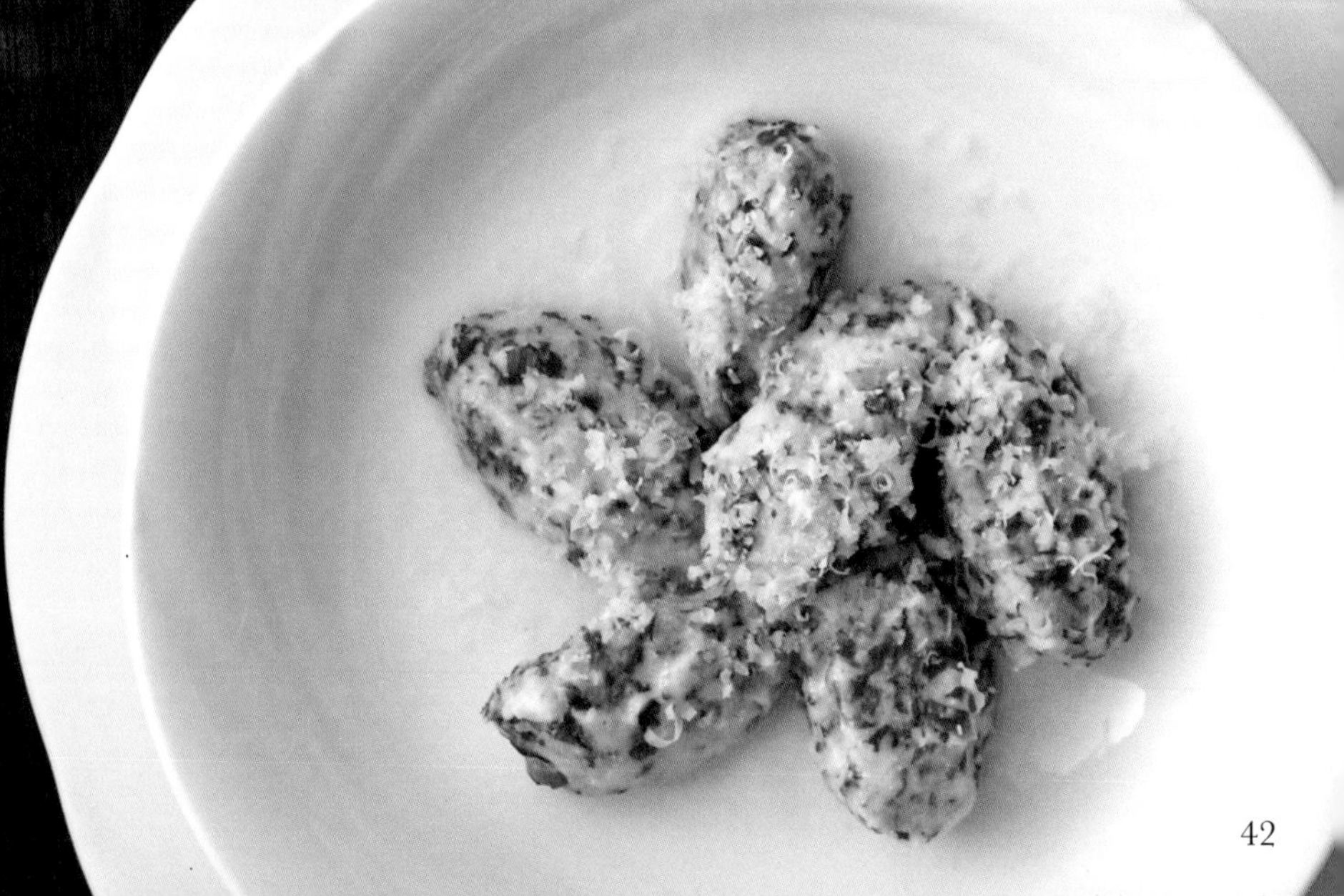

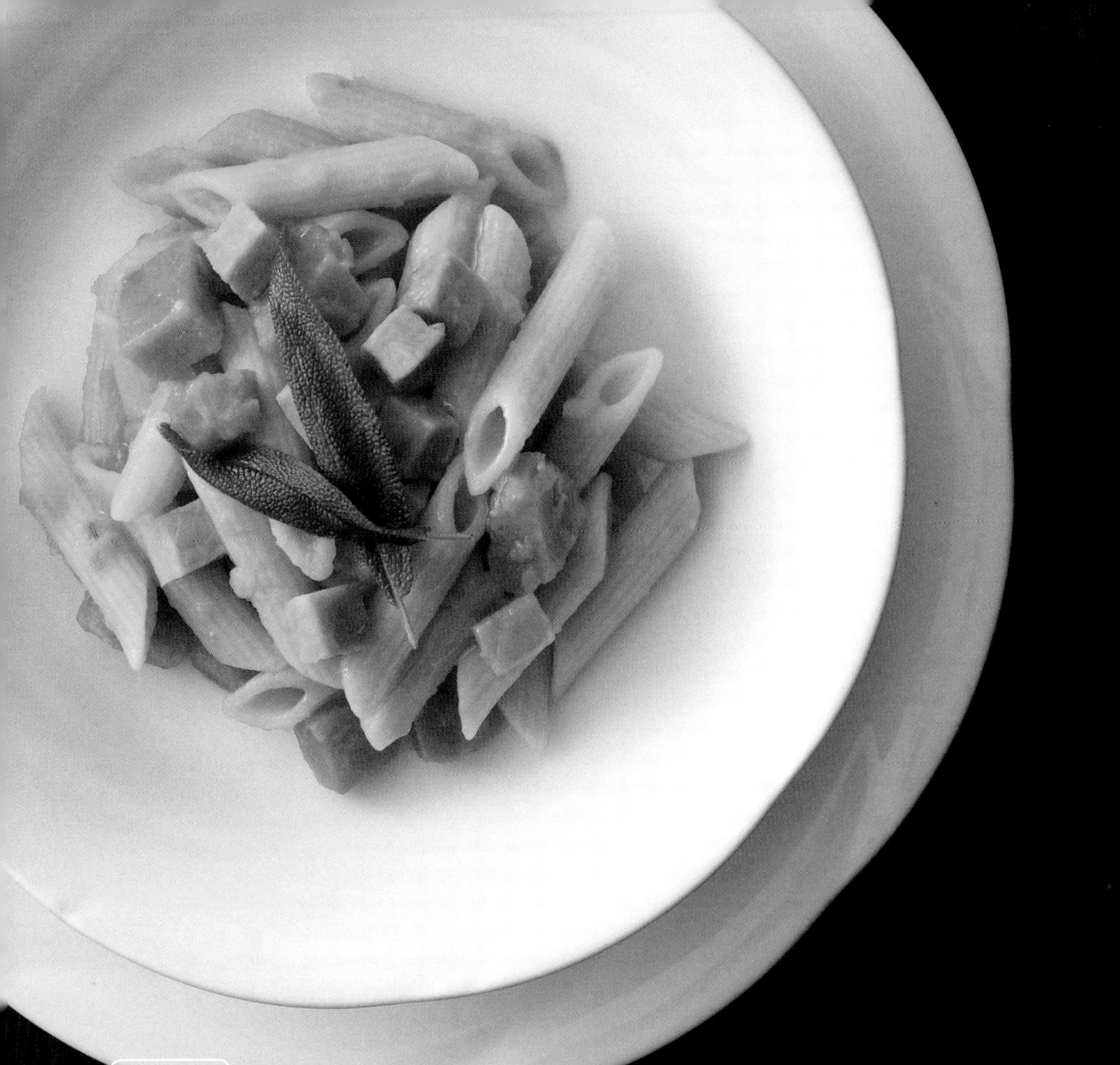

Type C

かぼちゃのペンネ

イタリアのかぼちゃはオレンジ色で水っぽくて甘くありません。

◎材料［2人分］

かぼちゃ -- ⅛個

A｜玉ねぎ（みじん切り） -- ⅛個

A｜セージ -- 4枚

ハム（角切り） -- 50g

ペンネ -- 160g

オリーブオイル -- 大さじ1

塩、こしょう -- 各適量

◎作り方

1. かぼちゃは種とわたを取り、皮をむいて1㎝角に切る。
2. フライパンにオリーブオイルを熱し、1とAを2分炒め、塩少々を加え、ふたをして弱火で3分蒸し煮にする。
3. 2にハムを加え、塩、こしょうで味を調え、水カップ½を加え、ふたをして5分蒸し煮にする。
4. 熱湯1.5ℓに塩大さじ1を加え、ペンネをゆで上げ、3に加えてあえ、塩、こしょうで味を調える。

かぼちゃ 温 甘 **気を補い、胃腸の調子を整える／便秘、下痢、腹痛、嘔吐改善**

Type D

鶏肉の小悪魔風

鶏肉の悪魔風は鶏1羽丸ごと使います。もも肉で作るこちらは“小悪魔風”です。

◎材料［2人分］

鶏もも肉 -- 1枚

A
- ローズマリー（みじん切り） -- 小さじ½
- 赤唐辛子（種をとり小口切り） -- 2本
- 塩 -- 小さじ½

オリーブオイル -- 大さじ2

◎作り方

1 Aを合わせてハーブ塩を作る（ローズマリーのみじん切りはキッチンペーパーに取り、しっかり絞り、水けとアクを取る）。

2. 鶏肉を半分に切り、フォークで両面数カ所さし、1をよくすり込み、オリーブオイルをかけて全体をなじませる。

3. フライパンを熱し、2の皮面を下にして焼く。肉の上に皿をのせ、その上に重石（水を張った鍋など）をのせる。脂が出てきたらキッチンペーパーで吸い取る。中火で皮面を7分焼く。焼き目がついたら裏返し、2分焼く。器に盛り、ローズマリー（分量外）を飾る。

鶏肉 温 甘 **気と血を補う／胃腸を温め、調子を整える／精気を補う**

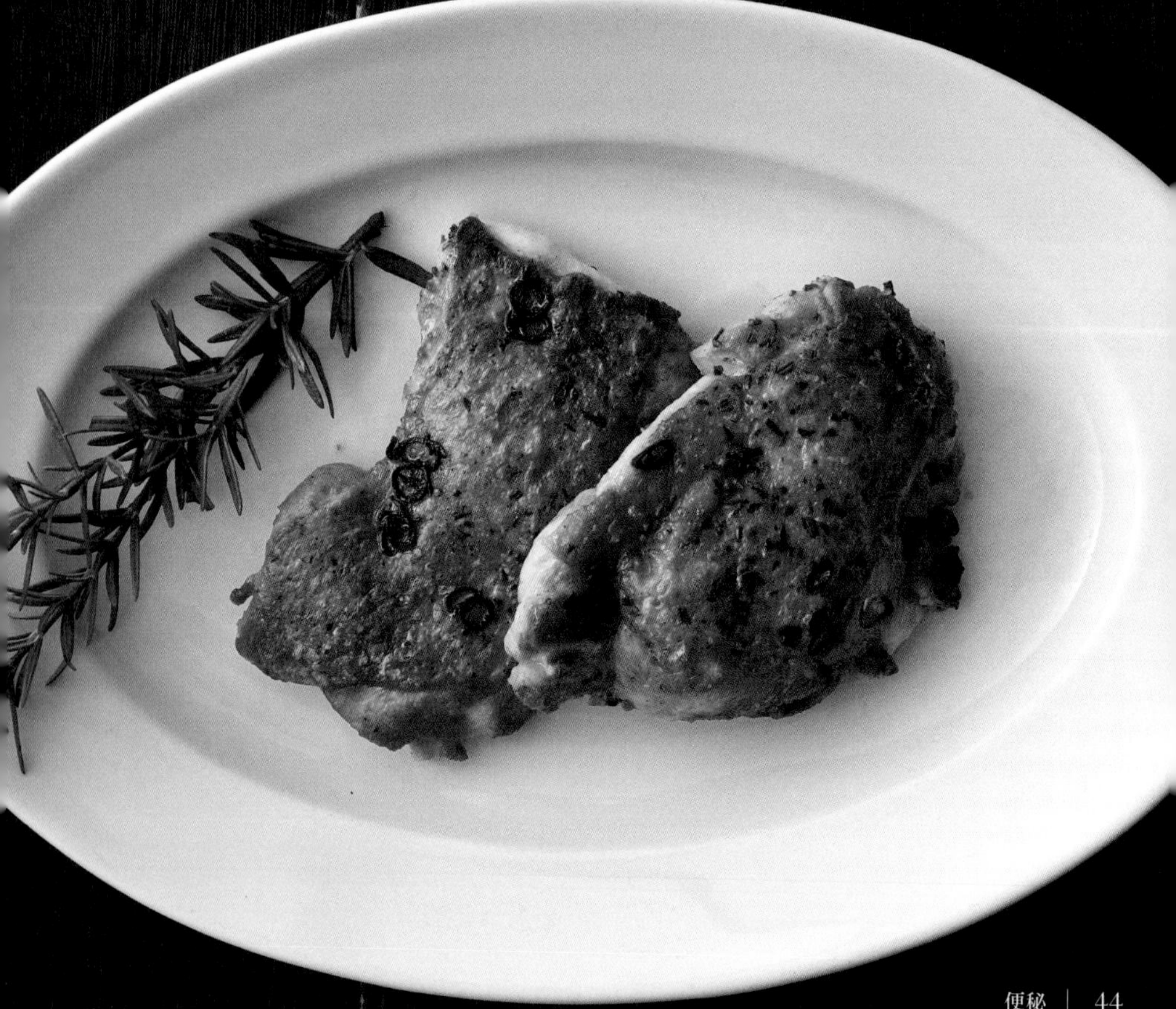

Ricette Italiane

生理痛

生理の時の悩みは人それぞれです。決まってやってくる痛みに苦しんでいる方も多いのではないでしょうか？原因を突き止めて、痛みを改善しましょう。

Type A

気の巡りと血の流れが悪くなっている人

---症状

生理前に乳房が張る／生理前・生理中の腹痛や張った感じ／お腹をもんでもよくならない／出血量が少なく色が黒い／血のかたまりが出ると痛みがやわらぐ

---対処法

気の巡りと血の流れをよくして、痛みを取る

---おすすめ食材

エシャレット、グリンピース、玉ねぎ、ちんげん菜、唐辛子、ねぎ、ビーツ、みかん

Type B

冷えと湿気が体に入り込んでいる人

---症状

生理前・生理中の腹痛／下腹部の重たい感じ／生理の出血量が少なく色が黒い

---対処法

体を温めて、冷えと湿気と痛みを取る

---おすすめ食材

米、はと麦、しょうが、ねぎ、フェンネルシード

Type C

血が不足し、流れが悪くなっている人

---症状

めまい／動悸／不眠／手足のしびれ／生理不順／生理の出血量が少なく、色は薄いあるいは紫／固まりがある

---対処法

血を補い、血の流れをよくする

---おすすめ食材

栗、くるみ、ピーナッツ、菜の花、ビーツ、ぶどう、豚レバー、ターメリック

Type A

ビーツのスパゲッティ

ビーツは栄養価が高く、スーパーフードとして注目されています。

◎材料［2人分］

玉ねぎ（粗みじん切り）-- ½個
ゆでたビーツ（真空パックか缶詰・一口大に切る）-- 1個
にんにく（粗みじん切り）-- 1かけ
じゃがいも（うす切り）-- 1個
顆粒チキンブイヨン -- 2g
スパゲッティ -- 160g
クリームチーズ -- 40g
小ねぎ -- 1本
オリーブオイル -- 小さじ2
塩、こしょう -- 各適量

◎作り方

1. オリーブオイルで玉ねぎとにんにくを2分炒め、塩少々を加え、ふたをして弱火で3分蒸し煮にする。
2. 水カップ½に顆粒ブイヨンと塩少々を加え、じゃがいもを柔らかくなるまで煮る。
3. 2に1とビーツとクリームチーズを加えてハンドブレンダーでクリーム状にし、塩、こしょうで味を調える。
4. 熱湯1.5ℓに塩大さじ1を加え、スパゲッティをゆで、3に加えてあえる。皿に盛り、小ねぎを飾る。

ビーツ 平 甘 血行促進／生理痛改善
玉ねぎ 温 辛 甘 気を巡らせる／消化促進

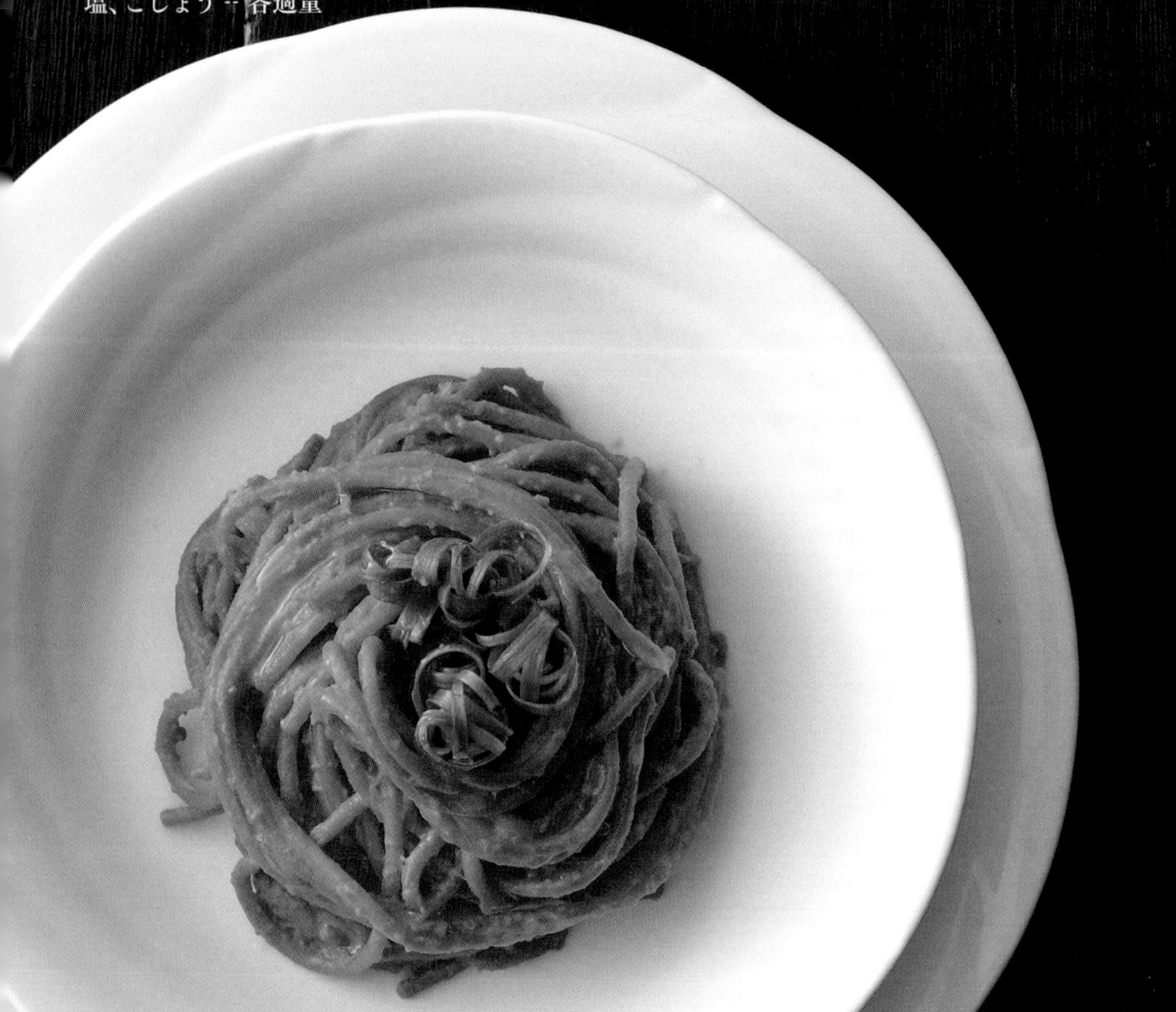

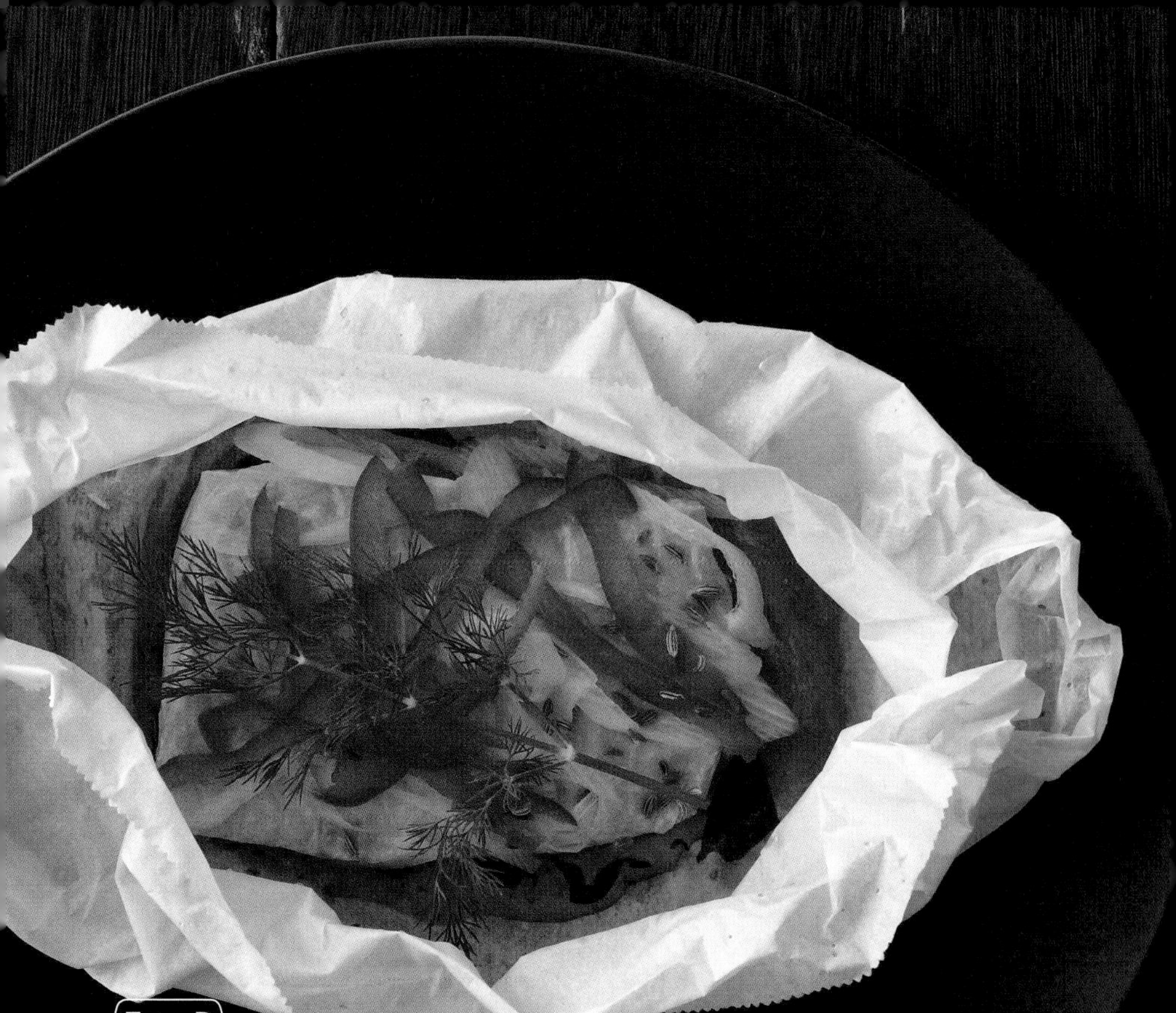

Type B

サーモンの紙包み焼き

体を温める食材をそろえました。サーモンとディルは相性抜群です。

◎材料［2人分］（写真は1人分）

サーモンのさく（または生鮭）-- 250g
ねぎ（斜めにうす切り）-- 10㎝
フェンネルシード（きざむ）
　-- 小さじ¼
パプリカ赤 -- ¼個
ディル -- 2本
オリーブオイル -- 小さじ2
塩、こしょう -- 各適量

◎作り方

1. サーモンのさくを2等分にして、軽く塩をふる。パプリカはへた、種、わたを取り、ピーラーでうすくそぎ切りにする。
2. オーブンシートに1とねぎをのせて、軽く塩、こしょうし、フェンネルシードを散らす。オリーブオイルを上からかけ、包む。
3. フライパンに水カップ½を入れ、火にかけて2を入れ、ふたをして10分蒸し焼きにする。
4. 紙包みを開けて、ディルを飾る。

サーモン 温 甘 **内臓を温め、胃腸の調子を整える**
フェンネルシード 温 辛 **腎臓を温める／気を巡らせ、痛みを取る／胃の調子を整え、嘔吐を止める**

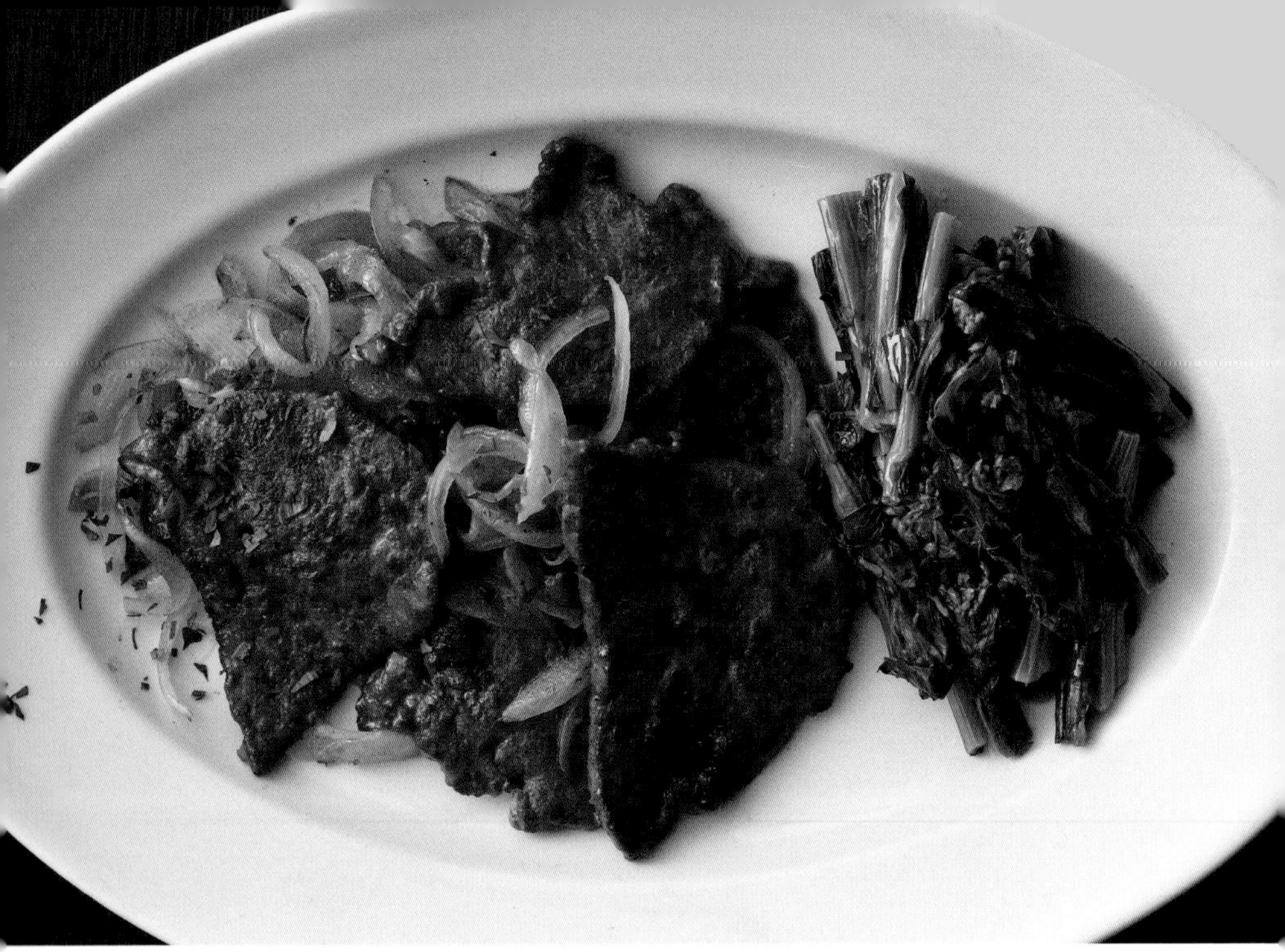

Type C

ヴェネツィア風レバーと菜の花のソテー

冷めると硬くなってしまうので、温かいうちにどうぞ。

◎材料［2人分］

牛あるいは豚のレバー（うす切り）
-- 200g

玉ねぎ（うす切り）-- ½個

白ワイン -- カップ¼

顆粒ブイヨン -- 2g

薄力粉 -- 適量

イタリアンパセリ（みじん切り）
-- 小さじ1

バター -- 10g

菜の花 -- 4株

にんにく（つぶす）-- ½かけ

紅花油（なければ植物油）
-- 大さじ2と⅓

塩、こしょう -- 各適量

◎作り方

1. フライパンに紅花油小さじ2を熱し、玉ねぎを2分炒め、塩少々を加えて、ふたをして弱火で5分蒸し煮にし、取り出す。
2. レバーをさっと水洗いし、水けをふき、塩、こしょうし、薄力粉をまぶし、紅花油大さじ1で両面焼く。
3. 2に1を加えて混ぜ、白ワイン、水大さじ1、顆粒ブイヨン、バターを加えさっと火を通し、イタリアンパセリをふる。
4. 菜の花を塩ゆでし、長さ3cmに切る。紅花油小さじ2でにんにくと一緒に炒め、塩、こしょう少々で味を調える。にんにくを取り出し、レバーに添える。

豚レバー 温 甘 苦 血を補い、肝臓を養う

菜の花 涼 辛 甘 血行促進／解毒

ミニレシピ

簡単な保存食レシピと、症状別改善イタリア料理のミニレシピをまとめました。
イタリアでは季節の野菜をグリルしたりゆでたりして、
オリーブオイルに漬けます。
空気をさえぎり、酸化や微生物の繁殖を防ぐので、長期保存が可能です。

ドライトマトのオイル漬け >>>P27参照

おつまみやサラダのトッピング、
アクアパッツァやパスタの具などに使えます。

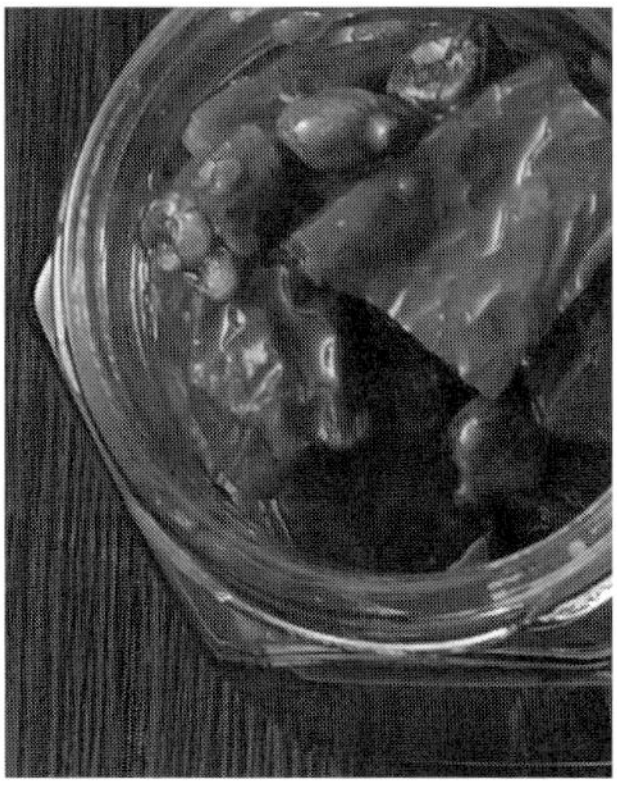

◎材料［容量カップ1の瓶1個分］

ドライトマト -- 5個
酢 -- 小さじ1
オリーブオイル -- ½カップ
A ケッパー -- 8粒
アンチョビ（刻む） -- 1尾
ローリエ -- 1枚
オレガノ（乾燥） -- 少々

◎作り方

1. 熱湯カップ1に酢小さじ1を加え、ドライトマトを30分浸す（塩分を取り、柔らかくするため。殺菌にもなる）。ざるに上げ、水けをふき、1cm角に切る。
2. 煮沸した瓶に1とAを入れ、オリーブオイルをひたひたに注ぐ。冷蔵庫で3週間保存可能。

トマト 微寒 甘 酸 熱を取る／解毒／水分を補う／消化促進

冷え性 / Type C \

ホットスパイシーワイン >>>P40参照

温かい赤ワインからスパイスが香り、気持ちがほぐれ、体が温まります。

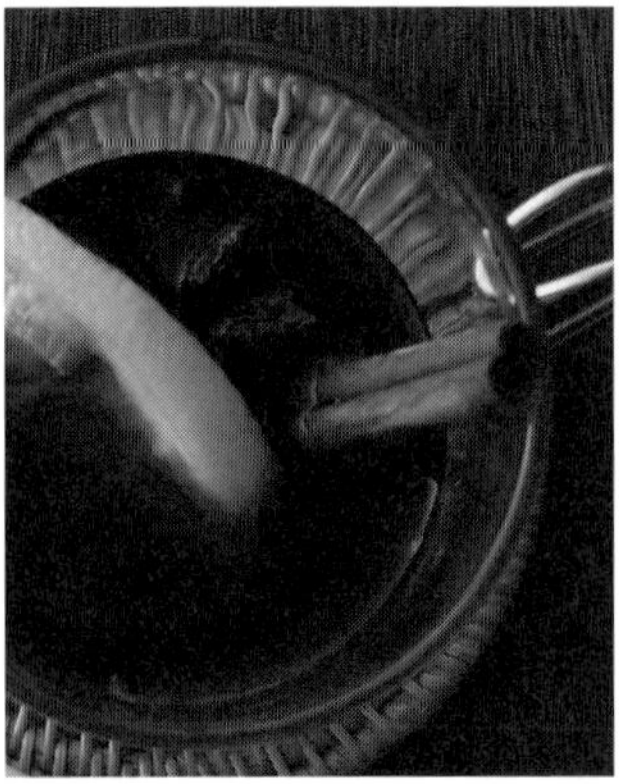

◎材料［8人分］

甘口赤ワイン -- 750mℓ	クローブ -- 2個
シナモン -- 2本	粒こしょう -- 5粒
カルダモン -- 3粒	スライスオレンジ -- 2枚
スターアニス -- 1個	蜂蜜 -- 大さじ3

◎作り方

1. 鍋に全ての材料を入れ、2〜3分温めて香りが出たら、グラスに注ぐ。

シナモン（肉桂） 大熱 辛 甘 胃腸を温める／気と血の流れをよくする／寒さや痛みを取る

カルダモン（小豆蔲） 温 辛 湿気を取る／胃腸を温め、嘔吐を止める／気の巡りをよくする

スターアニス（大茴香） 温 辛 腎臓を温める／気を巡らせて痛みを止める／胃の調子を整えて、嘔吐を止める

便秘 / Type A \

マチェドニア（フルーツポンチ） >>>P42参照

季節のフルーツを使って、旬のフルーツポンチを楽しみましょう。

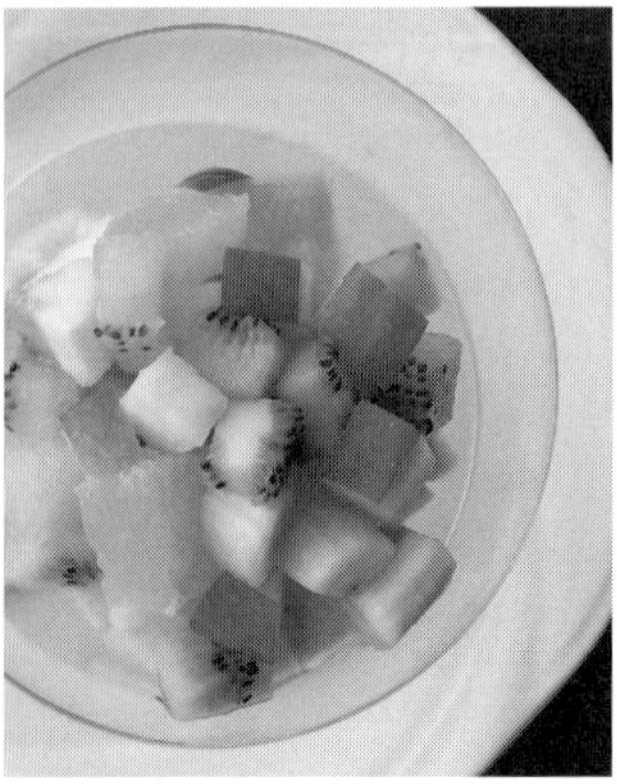

◎材料［2人分］

- パイナップル（缶詰） -- 2切
- バナナ -- ½本
- メロン -- ¼個
- キーウィ -- ½個
- オレンジ -- ½個
- りんご -- ½個

A
- レモン果汁 -- 大さじ1
- 蜂蜜 -- 小さじ1

◎作り方

1. 季節のフルーツを一口大に切り、ボウルに入れる。Aを混ぜ合わせて加え、フルーツとあえてしばらく味をなじませる。

パイナップル 平 微寒 甘 微酸 熱を取り、便通をうながす／胃腸の調子を整える

バナナ 寒 甘 熱を取り、腸をうるおす

メロン 寒 甘 熱を取り、渇きをいやす／イライラをしずめる

Ricette Italiane

第2章

Capitolo 2

イタリア料理で養生できるわけ

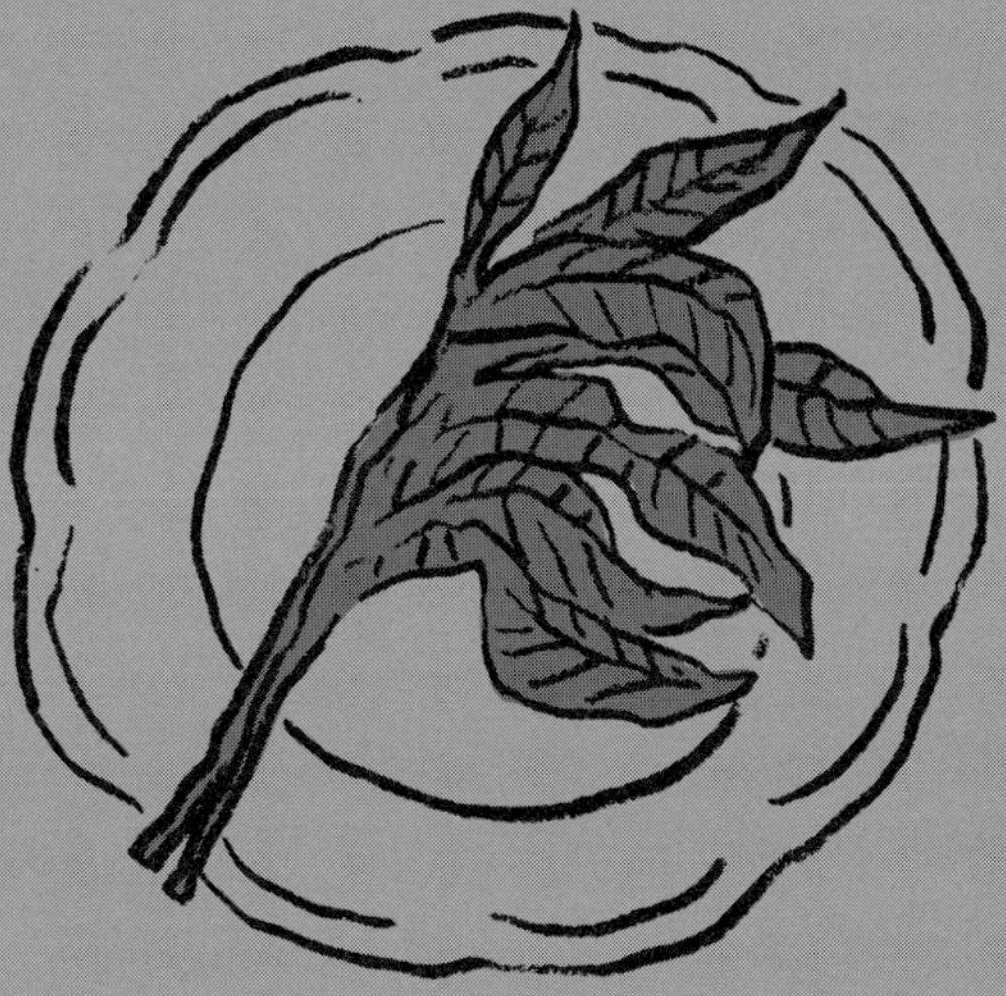

salvia

イタリア料理が体によいことは、中世の時代から医師たちに認められていました。健康の維持や回復をめざす食事は、医学に通じる。食べ物と薬は同じである。そう考えられたルーツから見ていきましょう。

1 イタリアに二千年以上前からあった食養生

地中海世界の医師が説いた「医食同源」

パスタを食べる。オリーブオイルをかける。ワインを飲む。

イタリア料理の源は、宴《うたげ》が盛んに行われた古代ローマにあるのではと誰もが想像します。ところが、オリーブの栽培、手打ちパスタの原型、ワインづくりのためのブドウ栽培を、古代ローマは古代ギリシャから取り入れました。健康的なイタリア料理の基本になる考え方も、実は古代ギリシャから伝えられたのです。

はるか紀元前五〜四世紀、地中海世界には、「食と医術は同じである」とすでに考えた人がいました。古代ギリシャの医師ヒポクラテス（紀元前四六〇ころ〜三七〇年ころ）です。日本では、縄文人が貝や魚、どんぐりなどを食べ、医術という言葉がまったくなかったころの話です。

当時の古代ギリシャの哲学は、あらゆる物が風、水、土、火の四つの元素からできていると考えました。病気は災いや悪魔がもたらすとして、祈祷《きとう》や魔術・呪《じゅ》術《じゅつ》的な方法を治療に用いていました。

ヒポクラテスは病人をよく観察したうえで、**人に病気をもたらすのは「季節の**

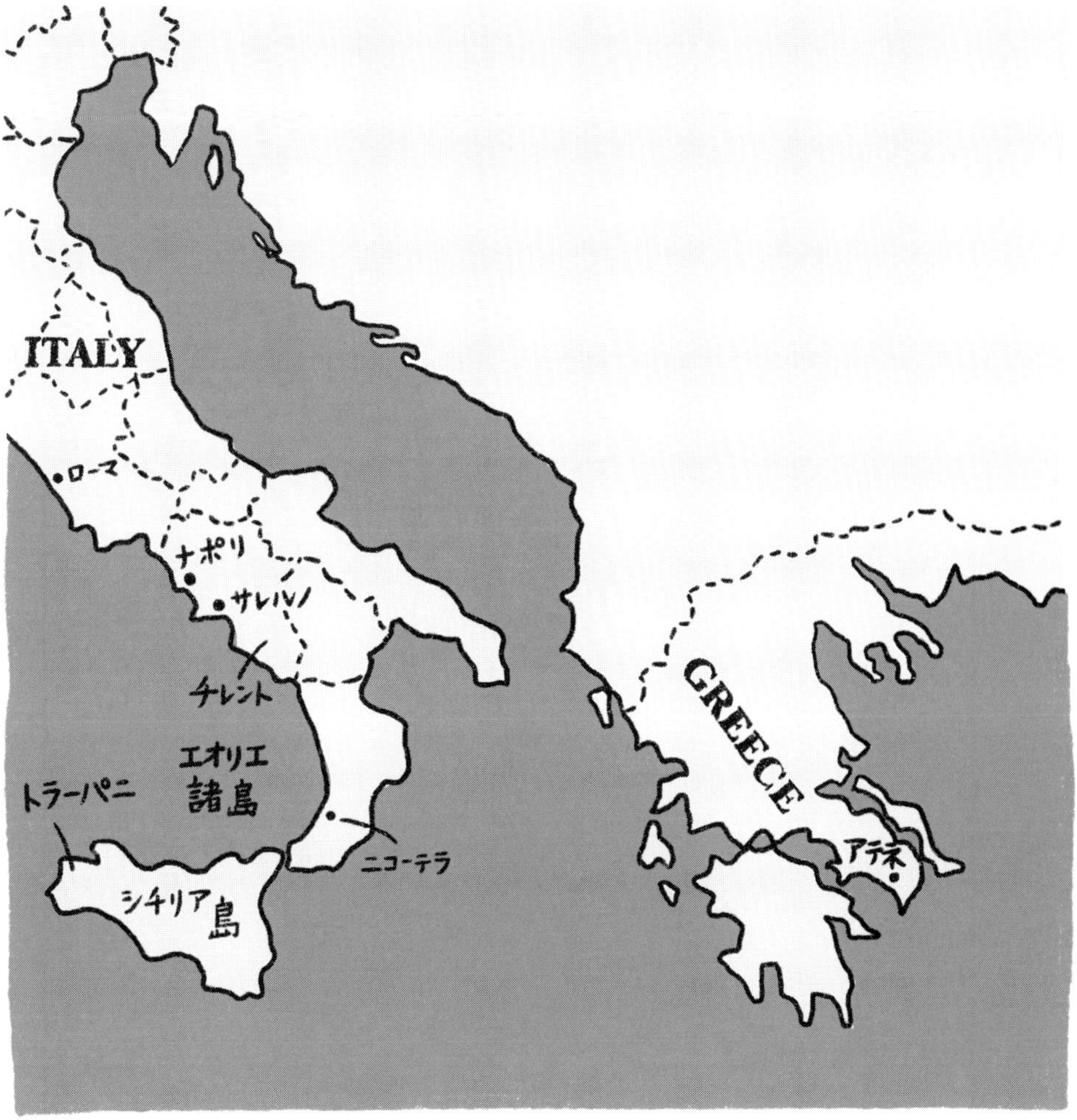
ITALY
ローマ
ナポリ
サレルノ
チレント
エオリエ
諸島
トラーパニ
シチリア島
ニコーテラ
GREECE
アテネ

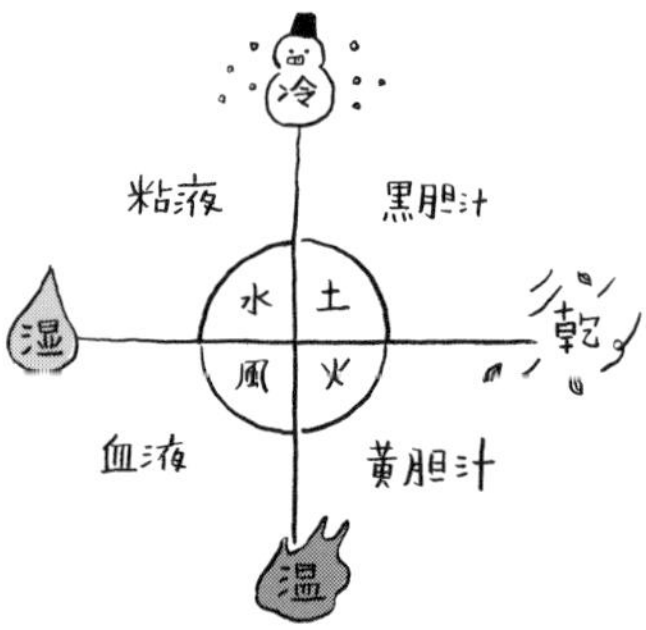

万物は風、水、土、火からできていて、それぞれが血液、粘液、黒胆汁、黄胆汁に対応した。

変化」だと考えました。四季の気温や湿度、風の大きな変化が、人の病気や不調の原因になることに気づいたのです。たとえば、冬に北風が吹くと、せきやのどの痛み、便秘があらわれやすく、春に南風が吹くと、頭の重い感じや脱力感が出るといったぐあいです。

また、暮らす土地の気候や風土など、**「環境が健康に影響する」**ことにも気づきました。古代ギリシャは多くが海に面していますので、海風が強く吹く、湿気の多い環境が健康に影響することを見抜いたのです。

人には四つの体液があり、季節と環境の変化によってバランスが崩れたときに人は病気になる。ヒポクラテスはそう考えました。

たとえば、「秋に北風が多ければメランコリー（うつ）になる」。メランコリーはもともと、ヒポクラテスが考えた四体液のひとつ、「黒胆汁《こくたんじゅう》」という意味のギリシャ語でした。この体液が多すぎることが人をうつにさせると彼はみなしたのです。

血液、粘液、黒胆汁、黄胆汁《おうたんじゅう》の四つの体液は、それぞれ温性か冷性、乾性か湿性の性質をもち、体内でそのバランスが取れたときが健康である。それがヒポクラテスの考えでした。現代医学には黒胆汁という体液はありませんが、ヒポク

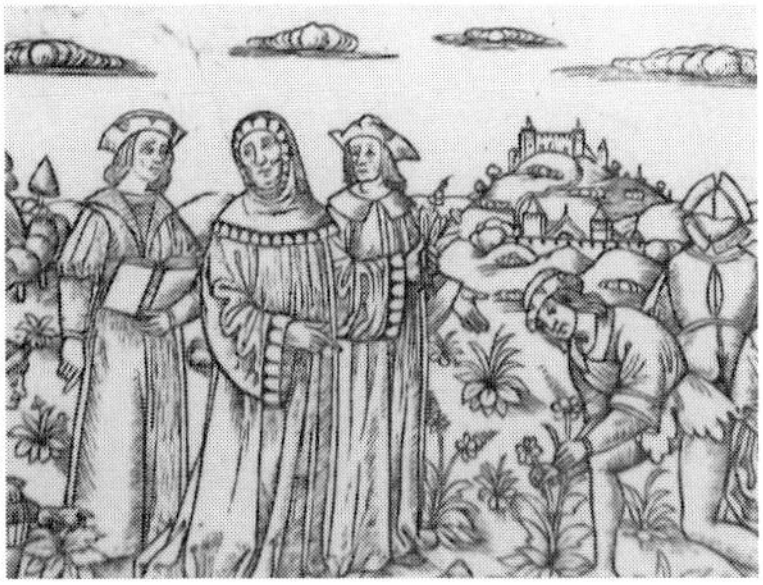

ミネルヴァの庭をつくり、薬草について教える医師。庭の入り口にこの模写図版が立つ。

ラテスの「四体液説」の考え方は、紀元前の古代ギリシャから古代ローマをへて、十七世紀の西洋医学にまで生かされていたというのですから驚くべきことです。

「医師と料理人の目的は同じである」とも、ヒポクラテスは言いました。医師は病人に合った食事を考えて健康回復をめざし、料理人は健康な人が消化できるような食事を考えて健康維持をめざしたからです。病人が四体液のバランスを取り戻して健康になるのに、食事が大切であるとヒポクラテスは考えたのです。

それが西洋における「医食同源」の考え方のはじまりでした。

十一世紀の医学校が教えた「薬食同源」

ヒポクラテスの「医食同源」の考え方をさらに深めたのが、中世のサレルノ医学校です。

イタリア南部のサレルノ（P53地図参照）に、そのころ最も先進的だったアラビア医学を取り入れた医学校ができました。この地はかつて古代ギリシャの植民都市でしたので、ヒポクラテスの考え方をも受けついでいました。西欧初のサレルノ医学校は、十一世紀にはヨーロッパ中に知られ、各国から患者が集まったといわれます。

ここではヒポクラテスの教えどおり、食が治療の大きな柱でした。サレルノ医学校の医師が訳しまとめた書物のなかに、およそ**五百種類の薬草**が並んでいます。体液と同じく、**薬草にも温性か冷性、乾性か湿性の性質がある。**いずれかの体液が熱すぎたり、冷えすぎたり、乾きすぎたり、湿りすぎたりしたときに、それを抑える効果のある薬草を使う。医学校の医師たちはそう考えました。

Column
サレルノ医学校のミネルヴァの庭

サレルノ医学校の薬草園が《ミネルヴァの庭》として再現されたものを見たときのわたしの驚きは、いまでも忘れることができません。

小さな実がつきはじめたばかりのオリーブ。ブドウ、レモン、イチジク、杏、キイチゴの果樹。ルッコラなどの野菜。ローズマリーにローリエ、セージ、マジョラム、タイム、フェンネル、ミントなどのハーブ。ケッパーに砂糖きび、こしょうの木。いまでもイタリア料理に使われる野菜や果物、ハーブ、スパイスの大部分が、十四世紀には薬だったのです。それぞれの草木の前には、庭の訪問者にもわかるように、四つの性質である温性、冷性、乾性、湿性がわかる札が立てられていました（写真 P70 参照）。それはサレルノ医学校の医師の書物にしたがった分類でした。

こうした食材が薬として使われていたイタリア料理が、体を整え、健康に役立つことは、中世の時代から認められていたといってよいでしょう。

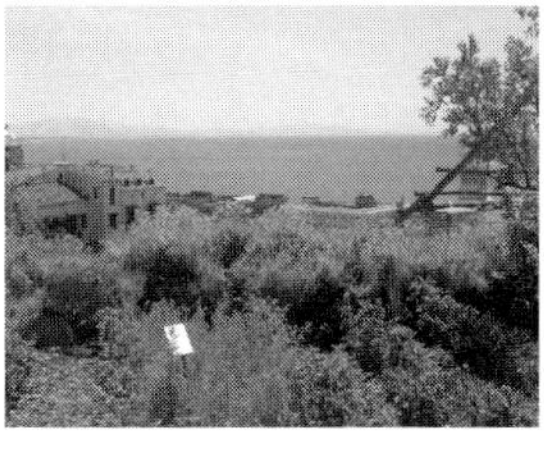

小高い場所にあるミネルヴァの庭からは海が見渡せる。イチジクの実がつきはじめていた。

四季の食養生を勧めた「サレルノ養生訓」

サレルノ医学校の患者のひとりに、戦いで傷を負ったイングランド王子がいました。命をとりとめた王子が国にもどるとき、医師たちが養生法を説いたのが『サレルノ養生訓』です。

それは、覚えやすいようにと詩のかたちで書かれた、日常生活や食についての医師たちのアドバイスでした。健康維持・病気予防のための指針が、西洋で初めて書き物としてまとめられたのです。医師たちは、アラブ人、ローマ人、ユダヤ人、ギリシャ人から成る、いまでいう〝国際医療チーム〟でした。

「元気で健やかにいたいのなら、深刻なもの思いはやめて、腹を立てるのは俗なことと考えよ。酒はほどほどに、食事は控えめに」。養生訓のはじまりは、憂いや怒りという感情に左右されないようにという心のもち方、そして腹八分を説いています。

ヒポクラテスが病気をもたらすと考えた四季の変化についても、四季折々の食養生を勧めました。たとえば、暖かく湿っている春には、冷性と乾性の性質をもつ小麦製品や青菜を勧めました。冷たく乾いた秋には、逆に小麦製品には注意が必要で、温かく汁気のあるものをとるようにというふうです。

小麦は、古代ローマから受けつがれた、イタリアの食文化を象徴する食材のひとつです。パスタについては書かれていませんが、パンについては、「塩味が控えめで、健全な小麦を選んで作ったものがよい」と勧めています。

サレルノ医学校の治療や病気予防のために大きな役割を果したのが、ハーブです。**養生訓には、季節ごとにお勧めのハーブがありました。**7月はセージとディル、10月はクローブ、11月はしょうが、12月にはシナモンといったぐあいです。野菜のお勧めは、春はほうれんそう、キャベツなどの青菜。夏はレタスやかぶ、秋はチシャ、冬は玉ねぎやポロねぎ。これらは、第3章でお話するアジアの伝統医学にもとづく薬膳にも通じています。

にんにくについては、「出どころの知れない水を飲んだとしても、朝一番ににんにくを食べておけば害はない」と、その殺菌作用をすでに明らかにしています。

いまでは健康によいと認められたオリーブやオリーブオイルについての記述は、不思議なことにサレルノ養生訓にはありません。オリーブオイルについてはこの章（P99参照）であらためて詳しく語ることにしましょう。

「健康を大切にする人は、命を大切にする。だが、病気を治すことより、まず健康であることが第一であるべきだ」。**病気になってから治療するのではなく、病気にならない予防が大事**だと養生訓は伝えています。これは、第3章でお話するアジアの伝統医学の考え方にも通じていたのです。

Column
イタリア料理 味のもと① 【塩】

イタリア料理は素材の味を最大限に生かし、味わうため、余分なものは加えません。その代わり、〝味のもと〟ともいうべきイタリア料理の調味料や食材があります。これを使うだけで、確実にイタリアの味に近づきます。コラムで順に紹介していきましょう。

まずは塩です。サレルノ養生訓も塩の大切さにふれています。「塩抜きで出される食べ物はおいしくない。塩は（食卓に）一番に出し、一番に片づけられなくてはならない。塩は毒を追い出し、無味乾燥なものをおいしくする」。塩は一番に片づけられなくてはならないというのは、塩のとりすぎを戒めているのでしょう。現代では、塩のとりすぎが高血圧につながることがわかっています。

とはいえ、塩にはミネラルの補給という大切な役割があります。ですからイタリアでは、パスタをゆでたり、野菜やミネストローネに味つけしたりするのは、ミネラル豊富な海塩を使います。お勧めは、シチリア島北西部のトラーパニの塩田でつくられた、値段も手ごろな海塩です。トラーパニの海塩は、EU の IGP（地理表示保護）産品として品質が守られています。粗塩と細塩《さいえん》があり、粗塩はパスタや野菜をゆでるときに、またミネストローネや煮こみに、細塩は野菜や肉や魚の味つけに使うと、しっかりイタリア料理の味になります。肉などにもっとはっきり塩味をつけたいときは、岩塩を使います。

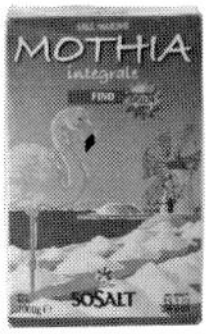

日本に輸入されているトラーパニの海塩のひとつ、Mothiaの細塩。手ごろな値段で量も多い。

養生訓も勧めたナチュラルチーズ

四季をとおして滋養をもたらす食べ物として、小麦、ミルク、フレッシュチーズ、豚肉、卵が、サレルノ養生訓には挙げられています。

これらの食材はいまでもイタリア料理には欠かせません。とくに**チーズは現在五百種類以上**がイタリアにあり、ほとんどがミルク（牛、羊、山羊、水牛）と凝乳酵素、塩だけからつくられるナチュラルチーズです。ナチュラルチーズにはモッツァレッラやリコッタのようなフレッシュチーズと、パルミジャーノのような熟成チーズがあります。熟成チーズは硬さによって、いくつかのタイプに分類されています。

ナチュラルチーズを砕いて溶かし、加熱して固め、保存性を高めたのが、プロセスチーズです。プロセスチーズは日持ちが長く、カルシウムがとれますが、加熱するため乳酸菌はなくなっています。一方、ナチュラルチーズは乳酸菌が生きているので、腸内環境を整えることができます。**養生訓はナチュラルチーズのうち、フレッシュチーズをとくに勧めています。**

チーズについておもしろいのは、「食後にチーズが食べられるなら、それで食事は終わるべき」とサレルノ養生訓が書いていることです。チーズは、「食べた物を胃の底で柔らかくし、消化を助ける」とこの時代は考えられていたからです。日本ではワインや酒のおつまみとして食事の最初にチーズを食べることも多いですが、イタリアではチーズだけを食べるとすれば、食事の最後です。これは、中世からお勧めの習慣だったというわけですね。ゴルゴンゾーラやペコリーノといった塩味が強めのチーズに、珍しい風味の蜂蜜をかけて食後に楽しむこともあります。

イタリアでは、チーズは切ったり砕いたりしてそのまま食べるだけでなく、料理にもよく使われます。「塩気のある羊のチーズはさらに滋養になり、めったにお腹をもたれさせない」と養生訓が勧めるペコリーノは、羊乳からつくられます。確かにペコリーノは塩味が強めで、牛乳のパルミジャーノに比べて脂質はやや高め。滋養になるといえます。

みなさんご存じのカルボナーラ風パスタは、実はペコリーノを使います。この料理は後世になってできたもので、塩漬け豚頬肉《グアンチャーレ》または塩漬け豚ばら肉《パンチェッタ》、卵、ペコリーノ、パスタが使われ、カロリー高め（ショートパスタ使用で１００ｇあた

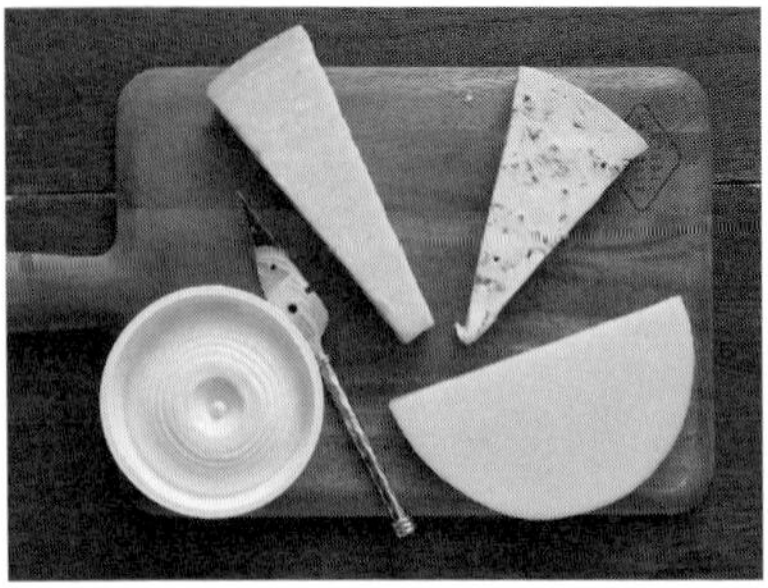

左上から時計まわりにパルミジャーノ、ゴルゴンゾーラ、プロヴォローネ、リコッタ。

り２４５キロカロリー）で敬遠されがちですが、炭水化物、脂質、タンパク質がバランスよくとれるメニューです。生クリームのような余分な動物性脂肪は加えないのが発祥の地、ローマのつくり方です。糖質を控えている方はパスタの分量を減らし、ビタミンやミネラルや食物繊維がとれる煮野菜やサラダを一品つければ、栄養のバランスがとれますね。

ペコリーノをつくったあとの上澄みを煮詰めたリコッタ（チーズ）は、古代ローマ時代からありました。イタリアではよく料理や菓子に使われます。チーズをつくったあとの乳清を煮詰めてつくるので脂肪分が少なく、日本で多い牛乳のリコッタは、１００ｇあたりの脂質が11〜13ｇ（牛乳のモッツァレッラ19ｇ、カマンベール24ｇ、パルミジャーノ29ｇ、チェダー33ｇ／１００ｇあたり）と低めで、脂質を抑えたダイエットや便秘解消に向きます（レシピＰ42）。

さらに、**肉のあとにはチーズを、魚のあとにはくるみ**を食べるよう、養生訓は勧めています。これは、温性・湿性である肉を冷性・乾性のチーズが、冷性・湿性である魚を温性・乾性のくるみが和らげると当時は考えられていたからです。現在の栄養学から考えると、肉のあとのチーズはカルシウムをとるにはよいですが、脂質のとりすぎは肥満につながり、生活習慣病のリスクを高めます。肉とチーズの分量は加減したいものです。

魚のあとにとるよう勧めているくるみには、体内でつくれない必須脂肪酸のうちオメガ3系脂肪酸が含まれています。オメガ3系脂肪酸は、中性脂肪を減らす働きがあることがわかっています。さば、さんまなどの青背の魚も同じですので、これらの魚のあとにくるみを食べれば、オメガ3系脂肪酸を十分にとることができますね。くるみのほかに、**「苦味のないアーモンドは賞賛に値する」**とまで養生訓はいっています。わたしたちがふだん目にするアーモンドは苦味のないものなので、砕いたりつぶしたりして料理や菓子にも大いに活用するとよいでしょう。

Column
イタリア料理 味のもと②【豚肉加工品】

豚はイタリア語ではマイアーレといい、古代、農業の神マイアに捧げられた生けにえでした。それだけ、豚とイタリアのつながりは古く、深いのです。サレルノ養生訓のなかで、豚肉についておもしろいのは、「ワイン抜きの豚肉は羊肉に劣る」「豚肉に玉ねぎを加えたものは薬」という一節です。確かに、イタリアでは豚肉料理にワインや玉ねぎをよく使います。

「若く塩味がついていて、熟成させてあれば、みごとな味」とたたえられているのは、古代ローマ時代からあるパンチェッタ（塩漬け豚ばら肉、熟成させないものもあります）や生ハム（塩漬け豚もも肉）のことでしょう。パンチェッタも生ハムも、豚肉に塩をすりこんでから乾燥、熟成させており、添加物や保存料は一切入っていません。豚肉には人体が合成することのできない必須アミノ酸のひとつ、イソロイシンが含まれています。

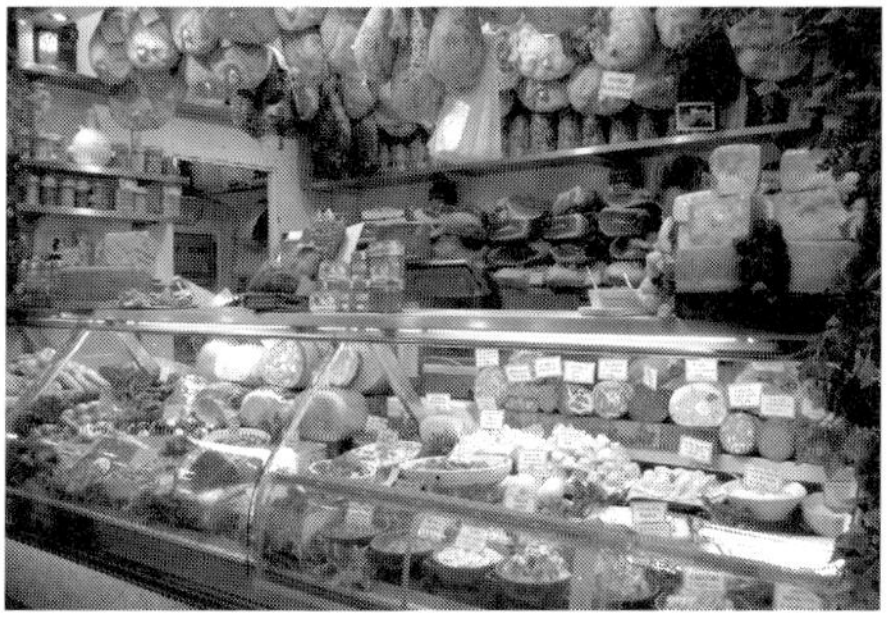

昔からグルメで有名なボローニャの食料品店頭には、生ハムやサラミが山のように並ぶ。

日本でよく使われるベーコンは、蒸して燻製にした豚ばら肉で、買うときには、体に影響する添加物や保存料が入っていないか確かめたいものです。パンチェッタも生ハムもほんのひと切れ、スープや煮こみに加えるだけでうま味が出る大事な食材です。ただし、豚肉にかぎらず加工肉（ハム・ソーセージ・ベーコンなど）は、大腸がんのリスクを高めるというデータが、世界がん研究基金にあります。その原因が塩分なのか、ほかの物なのかはわかりませんが、とりすぎには気をつけたほうがよさそうです。

医学校の薬草園と「薬草」の効果

サレルノ医学校の薬草園を再現した《ミネルヴァの庭》のことは、P57のコラムでお話しました。薬草として植えられていた今日の食材やハーブが、当時どのような性質をもつと見なされ、どのように使われていたかを見てみましょう。

それぞれの薬草には、温性・冷性か乾性・湿性かの性質があり、その性質も強いか弱いかで4段階に分かれていました。四体液の性質（P54参照）のバランスが崩れたときに、その反対の性質の薬草を使って治療したのです。現代の西洋医学にはそのような治療法はなく、第3章で語るアジアの伝統医学から見た性質ともちがうものがありますが、ざっと見ておきましょう。

たとえば、セージは温性・乾性のレベル2で、体を温め、乾燥させる働きが弱めにあると考えられました。セージを使う人は健康でいられると古代ローマ時代からいわれ、働きが穏やかだからこそ、一年じゅう用いられてきたのでしょう。サレルノ養生訓が7月にセージを勧めているのは、サレルノは海洋交易都市だったので、湿気を含む海風が体温を奪うため、温性・乾性のセージが用いられたのかもしれません。

イタリア料理の〝味のもと〟のひとつで、塩漬けや酢漬けにされるケッパー（P71参照）は、温性・乾性のレベル2でした。肉といっしょによく使うローズマリーも同じ性質ですが、レベル3でやや強めです。ケッパーもローズマリーも養生訓には登場しませんが、いずれもイタリアでは古代ローマ時代から料理に使われてきました。

オリーブは温性・湿性レベル1〜2のゆるやかな「薬」でした。だからこそ、温暖で乾燥しがちな地中海性気候に合った、毎日とっても大丈夫な食材であり、オイルなのです。サレルノ養生訓に記述はありませんが、オリーブは古代ギリシャからイタリアに伝えられた、栄養豊かな果実です。古代ギリシャを発祥とするオリンピックの採火式でも、聖火を片手にした女性が、もう片方の手にオリーブの枝をもっていましたね。オリーブは古代ギリシャ人が植民都市の野生のオリーブに接《つ》ぎ木して栽培がはじまり、それが古代ローマに伝えられ、イタリアの食文化にとって欠かせないものとなりました。今日では、一価不飽和脂肪酸であるオレイン酸を多く含むことがわかっています。**オレイン酸は悪玉コレステロールを減らし、善玉コレステロールを保つ働きがある**ことが明らかにされています。

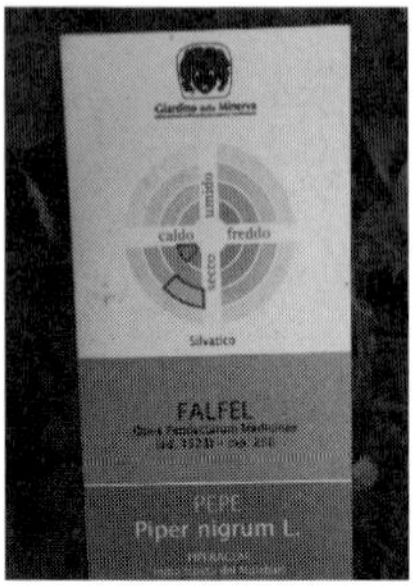

ミネルヴァの庭に立つこしょうの立札。外側から弱い順に1～4のレベルをあらわす。熱性に近い温性（caldo）4、乾性（secco）2のレベルとわかる。

一方、レモンは冷性・乾性レベル1でレベルは弱いと考えられ、とくに南イタリアでは、魚にも肉にも菓子にも毎日使える食材です。

いまではあらゆる料理の味つけに使うこしょうは、熱性に近い温性4、乾性2とされ、夏の季節や熱をもった体には使いすぎない注意が必要です。

こしょうのような香辛料の辛味のほかに、酸味、苦味、甘味、塩味、淡味など、サレルノ養生訓は、食べ物の味が体に与える影響にもふれていますが、それは第3章のアジアの伝統医学のほうで見ることにしましょう。

Column
イタリア料理 味のもと③【ケッパー】

一般にはあまり知られていない〝味のもと〟は、古代ギリシャから伝えられたとされるケッパーです。サーモンの横に、酢漬けのケッパーがいかにも脇役のように置かれていますが、その真価を知るとびっくりします。

ケッパーはフウチョウボク科低木の花のつぼみで、塩漬けと酢漬けがあります。保存性と風味、使いやすさの点で、塩漬けがだんぜんお勧めです。大粒と小粒があり、小粒のほうが品質がよいとされています。

シチリア北東にあるパンテッレリア島やリーパリ島などエオリエ諸島産のケッパーは有名で、ＤＯＰ（原産地呼称保護）産品としてとくに品質が守られています。

使い方としては、水に数分浸けるイタリア人もいますが、風味を残すためには、水で塩を洗い流して細かく刻むので十分です。ケッパーは少量しか使いませんが、入れると南イタリアの味へひとっ跳び。ケッパーには、抗酸化作用のあるフラボノイドが多く含まれています。とくにアンチョビといっしょに使うことが多いです。

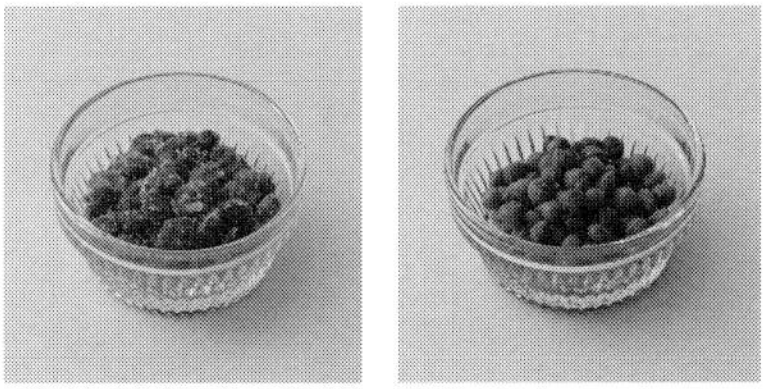

左が塩漬け、右が酢漬けのケッパー。イタリア料理では塩漬けを使うほうがお勧め。

ルネサンス時代に書かれた健康書

ルネサンス時代になると、初めて「健康」をタイトルにつけた書物が出版されます。十五世紀のプラーティナの『正しい食事がもたらす喜びと健康』です。プラーティナはローマ教皇書記官やヴァチカン図書館館長などをつとめた教養人でした。

ルネサンスは、教皇や貴族、富裕な商人によって、多くの宴が開かれた時代です。プラーティナは料理人でも医師でもありませんでしたが、富裕層に仕えながら多くの食事を目にしてきました。そうした経験をふまえて、食事と健康についての考えをまとめたのでした。

なかでも、食事の最初に何を食べたらよいかについて、こう書いています。**「食事は順序というものを大事にしなければならない。最初は胃の働きをゆっくりと、それでいて食欲を刺激するように動かしていくものをとるべきだ」**。そうして勧めたもののひとつがレタスです。しかも、オリーブオイルとワインビネガーであえて食べると書いているのです。

食事の最後に何を食べたらよいかについても、プラーティナはふれています。肉が焼いてあっても煮てあっても、食後にりんごか梨を食べるのがよく、二十日大根（ラディッシュ）も消化を助けるのによいと勧めています。サレルノ養生訓は、肉のあとにチーズを勧めていましたが、食後にりんごや梨を食べるほうがわたしたちにはしっくり来ますね。

おもしろいのは、「夕食にしても昼食にしても、ワインのない食事は楽しくないばかりか健康によくない」と、プラーティナが迷いもなく言い切っていることです。「イタリア料理はワインと楽しむためにできている」とイタリアでよく言われるのは、人文学者でもあったプラーティナがここまで断言したからかもしれません。

今日、とくに赤ワインに含まれるポリフェノールが、抗酸化作用が強いことがわかっています。とはいえ、サレルノ養生訓が教えたように、ワインの量はあくまでもほどほどに――。

Column
ドレッシングがない国、イタリア

いまから何十年も前、わたしがイタリアへ初めて行ったときに驚いたのは、イタリアの家庭にはドレッシングがなく、野菜サラダに好みの量のオリーブオイルとワインビネガー、塩、こしょうを野菜に直接ふりかけ、あえて食べていたことでした。飲食店のテーブルにもオリーブオイルとワインビネガー、塩、こしょうのセットが置かれ、その場でそれぞれの客がかけて、あえていました。分量は家庭や人によってちがい、だれもが好みを主張し、それを尊重するイタリア人らしいと思ったものです。

イタリア産のワインビネガーはおおかた酸味が強めなので、量はほんの少しがお勧めです。逆に、オリーブオイルはたっぷりと。かつては、「ビネガーはケチな人に、オリーブオイルは気前のいい人に（かけさせろ）」といわれたものです。塩は油よりもビネガーのほうに溶けやすいので、先にビネガーと塩をふるとサラダに塩分がつきすぎて、水っぽくなります。ですから、オリーブオイル、ビネガー、塩、こしょうの順にサラダに回しかけてあえると、味がマイルドになじみます。また、ビネガーよりも味が優しい白バルサミコ酢を選べば、食材の色を変えずに酸味を抑えることができます。

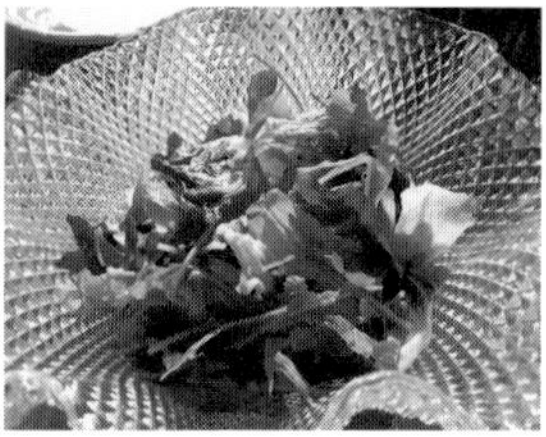

グリーンサラダにオリーブオイル、ビネガー、塩、こしょうをふってあえることが多い。

2 修道院にうけつがれたハーブ療法と薬酒

巡礼者の病や傷を癒したハーブ

さまざまな食材やハーブを薬として治療に使っていたサレルノ医学校は、十三世紀末には閉校することになります。その知識と経験を後世につないだのは、キリスト教の修道院でした。

修道院は、菜園とともに薬草園をもっていました。自分たちのものは自分たちでつくるのが基本だったからです。それに加えて、傷を負ったり、病気になったりした巡礼者を治療するために薬草を育てていたのです。

薬草はその当時から、「自然な物」、「素朴な物」という意味のセンプリチと呼ばれていました。薬草は摘んでそのまま使う物もありましたが、修道院では乾燥させて、陽が当たらないように、どっしりとした木製のタンスに入れられていました。

修道院では、薬草を湯に入れて成分を浸出させ、煎じ薬として病人に飲ませていました。それが現在、ハーブティーと呼ばれるものです。

そこでは、症状によっていろいろなハーブを煎じて飲ませました。消化不良のときは消化促進作用のあるオレガノを、不安や疲労のときは抗うつ作用のあるバジルを、イライラするときは鎮静作用のあるマジョラムをというふうに。いまでも、不安や不眠のときは、鎮静作用があるカモミールを煎じて飲む習慣がイタリアには残っています。

イタリア料理では、生のハーブを使うのが基本です。摘みたてのハーブを使いたいと思う方は、鉢植えでよいので、テラスや庭でぜひ育ててみてください。放っておいても育つ常緑のローズマリーや、多年草のセージがお勧めです。葉っぱにふれたり、摘んだりしたときの指の残り香をかぐだけでも、癒しになります。

乾燥ハーブしか手に入らなくても、ティーカップ1杯の湯に対して小さじ1杯ほどを加減しながら、5~10分浸出させて飲んでみてはいかがでしょうか。**ハーブティーでひと息つくだけで、爽やかな気分になり、心がゆったりする**はずです。

ハーブの働きを次のページにまとめておきます。かぜ気味やかぜのときに飲んで早めに対処できるミントティーとカモミールティー、ジンジャーティーのレシピ（P34、36参照）も紹介しました。症状に合わせて飲んでみてください。

ハーブ名（イタリア語）／科目	効能	使い方
イタリアンパセリ (prezzemolo プレッツェーモロ) ／セリ科	消化器官、 肝臓の働きを高める 利尿、リウマチ	・あらゆる料理に使われる ・熱を長時間加えると香りが 消えてしまうので、仕上げに加える
オレガノ (origano オリガノ) ／シソ科のマジョラムの一種	強壮、催眠、鎮静、 消化促進、神経痛緩和	・トマトとの相性が良い ・ピッツァ、野菜、豆、肉、 魚の香りづけ
カモミール (camomilla カモミッラ) ／キク科	鎮静、催眠、 消化促進、消炎、 保湿、発汗	・単独、またはほかのハーブと ブレンドしたハーブティー
セージ (salvia サルヴィア) ／シソ科	消化促進、強壮、 解熱、浄血、防腐、 殺菌作用	・バターとの相性が良い ・バターとセージ風味のラヴィオリ、 仔牛肉に生ハムとセージを貼った サルティンボッカ、 フリット（揚げ物）
タイム (timo ティーモ) ／シソ科	強壮、殺菌、 防腐効果、消化促進、 呼吸器系トラブル、 虫除け	・にんにく、玉ねぎ、トマト、 ワインと相性が良い ・あらゆる種類の肉料理に使われる ・長時間熱を加えても 香りを保つことから、煮こみ料理
バジル (basilico バジリコ) ／シソ科	頭痛、神経障害・ リウマチ痛の緩和	・トマトとの相性が良い ・カプレーゼ、ピッツァ、パスタ、 ペスト・ジェノヴェーゼなど ・幅広い用途に使われる ・包丁の刃を嫌うため、手でちぎる
マジョラム (maggiorana マッジョラーナ) ／シソ科	強壮、催眠、鎮静、 頭痛・神経痛・ リウマチ痛の緩和	・オレガノより香りがマイルド ・スープ、ソース、卵料理、肉料理
ミント (menta メンタ) ／シソ科	消化促進、鎮静、 殺菌、抗菌、消炎、 花粉症の緩和、駆風	・スープ、ソース、サラダ、 デザート、シロップ
ローズマリー (rosmarino ロズマリーノ) ／シソ科	消化促進、強壮、鎮静、 殺菌、虫除け、 記憶力の低下改善、 抗うつ、抗酸化作用	・羊、豚、ウサギ、鶏、魚などの 臭み消し ・ジャガイモやフォカッチャの 香りづけ
ローリエ (alloro アッローロ) ／クスノキ科	防腐、防虫効果、 リウマチ	・スープ、シチューなどの煮こみ料理 ・マリネ、ピクルス
サフラン (zafferano ザッフェラーノ) ／アヤメ科	めまい、動悸、催眠、 婦人病	・牛乳やブイヨンなどの 液体に浸し、色を浸出して使う ・ミラノ風リゾット、パスタ、 魚のスープ

Column
千メートルの高地で飲んだハーブティー

オーストリア国境に近い南チロル地方の有機ハーブ生産者を訪ねたときのことです。まず一杯のハーブティーが出されました。それは、イタリア語で「ティサーナ」と呼ばれる煎じ薬。五月下旬なのに夏のような暑さだったので、汗ばんだ体にハーブティーは沁《し》みていきました。

飲ませてもらったのは、ニワトコの花、スイートミント、イラクサ、ラズベリーの葉などの乾燥ハーブをオリジナルでブレンドさせた「登山家の煎じ薬」。電車を乗りついで千メートルもの高地まで来た心のたかぶりが、その一杯でやわらいだのを覚えています。

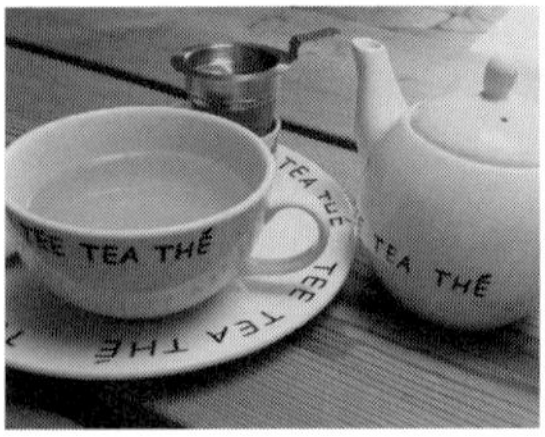

南チロルという国境の地方ゆえに、
カップティーにはドイツ語、英語、
イタリア語が。

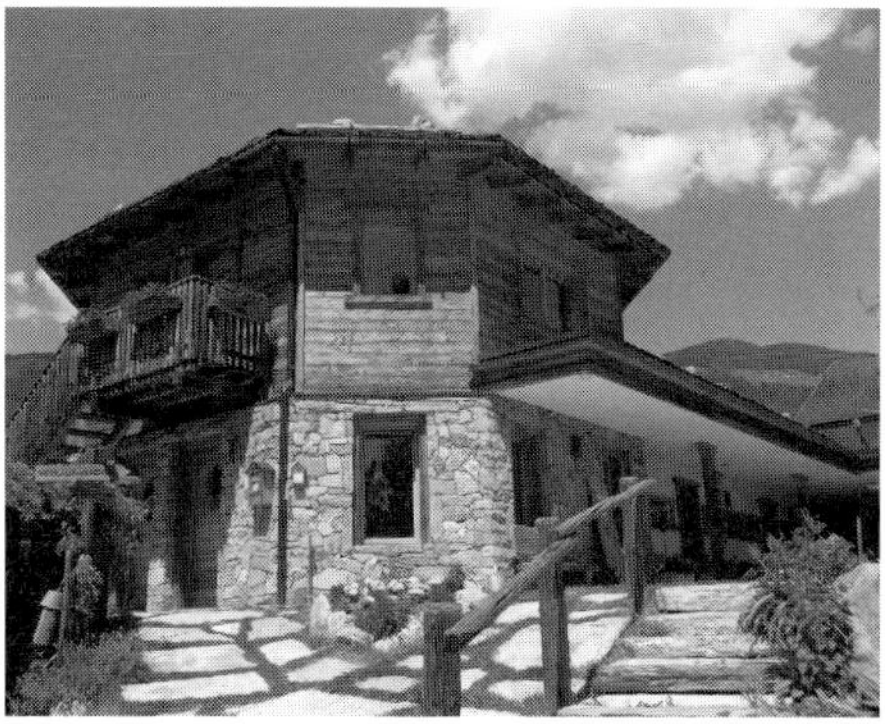

ハーブ生産者の工房にショップが併設している。高地の澄んだ空気が心地よい。

ハーブは南イタリア料理に使うイメージが強いですが、オーストリアに近い北イタリアでは、ハーブティーやハーブのエッセンシャルオイルで健康を保っています。この地方は以前、オーストリア領で、ハーブ療法が盛んな影響を受けたからです。「調子の悪いときは、いつもハーブティーやハーブのエッセンシャルオイル、塗り薬で体を整えるのよ。小さいころから、薬なんて飲んだことがない」。

自然の恵みを日々受けながら生きる、力強い彼女の言葉が心に深く残っています。

食前酒と食後酒の役割

修道院では薬草をワインや蒸留酒に漬けて、薬として飲んだりもしていました。その名残りが、いまでもイタリアで飲む食前酒と食後酒です。アペリティーヴォと呼ばれる**食前酒はもともと薬用酒で、食欲を起こさせ、胃がうまく働くよう促《うなが》すのが目的です。**

「医食同源」と考えた古代ギリシャの医師ヒポクラテスの話を覚えているでしょうか（P52参照）。食前酒を最初に勧めたのは、ヒポクラテスといわれます。白ワインにハナハッカやニガヨモギ、ヘンルーダなどを浸けた苦味の食前酒を飲ませれば、患者に食欲を起こさせることができると考えたのです。

一方、**食後酒には、消化を促進する働きがあります。**バラや香辛料をアルコール低めの蒸留酒に浸して砂糖を加えた甘口リキュール、ロゾーリオは、中世から飲まれていました。修道女たちが初めてつくったとされるバラのロゾーリオは、いまでも当時の製法でつくられているものがあり、その飲み心地には、まるでルネサンス時代の宴を終えた貴婦人のようにうっとりしてしまいます。

アマレットは杏の種のなかの核、杏仁《きょうにん》をアルコールに漬けこみ、砂糖などを加えた甘口リキュールで、アーモンドのような香りがします。十六世紀、教会に聖母マリアの絵を描いた画家が、モデルにした宿の女主人からお礼に飲ませてもらったという言い伝えがあります。

イタリアで食後酒といえば、ワイン造りのブドウのカスからつくられた蒸留酒、グラッパが最も有名です。「蒸留」という技術はアラビアからサレルノ医学校に伝わり、その後、修道院に広まりました。グラッパに薬草を漬けこみ、砂糖と水を加えたものは、エリジールと呼ばれます。抗菌作用のあるキナの樹皮を浸けたエリジールは、感染症のマラリアによいということで、病人に飲ませていました。

食後酒として知られるアマーロは、十九世紀後半になって、スイス国境近くの薬局店主によってつくられました。イタリア語で「苦い」という意味のアマーロは、ノコギリソウやリンドウの根、ペパーミント、ネズの実（ジュニパー）、ニガヨモギ、甘草など、16種類のハーブや草木の根が漬けこまれた苦味のある蒸留酒です。もともとこの地方はハーブ療法が発達していたので、修道院の薬用酒が発祥なのかは明らかにされていません。ですが、修道院でも、消化を助ける煎じ

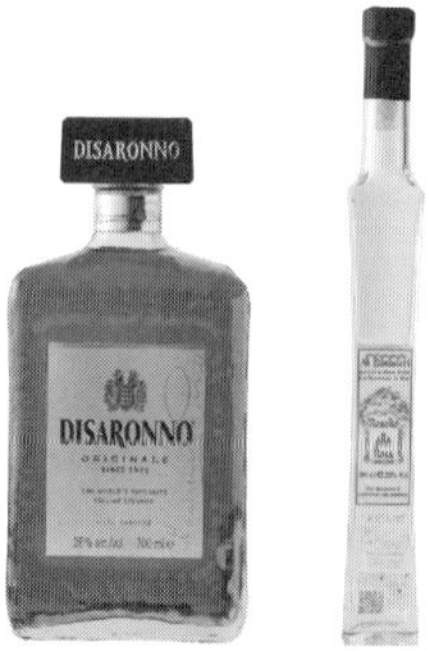

バラの花弁を浸したロゾーリオ（右）と、杏仁を漬けこんだアマレット（左）。いずれもリキュール。

薬として、カモミール、フェンネルシード、レモンバーム、ミント、ネズの実が煎じられていましたので、アマーロにも中世からの修道士たちの知恵が生きているのかもしれません。

ただし、ワインやリキュール、食前酒、食後酒も含めて、**アルコール飲料は乳がんや食道がん、口腔がんの発がんリスクを高めるという十分なエビデンス（科学的根拠）があります（世界がん研究基金）**。くれぐれも飲みすぎないように気をつけましょう。

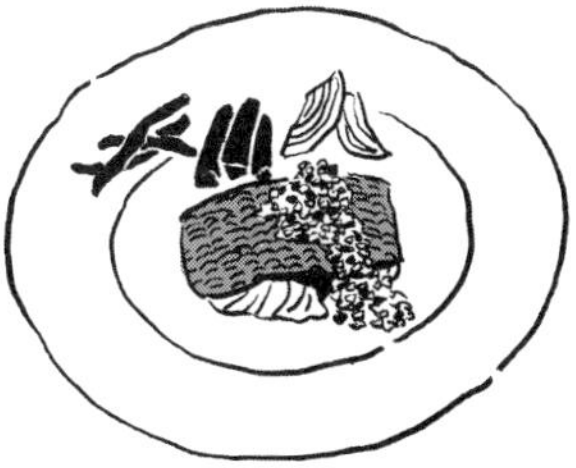

サルサ・ヴェルデ

Column
貧しき人のソースとは?

ハーブは、イタリアではソースにも使われます。肉にも魚にも野菜にも使えるサルサ・ヴェルデ（グリーンソース）をご紹介しましょう。地方によって、バジルやアンチョビを入れなかったり、松の実を入れたりとちがいますが、安価で誰にでも手に入る材料でできることから、イタリア北部では「貧しき人のソース」とも呼ばれます。密閉容器に入れれば1週間、冷蔵庫で保存することができます。

◎材料［作りやすい分量］

バジル -- 10枚
イタリアンパセリ
（みじん切り） -- 大さじ2
ケッパー -- 小さじ1
アンチョビ -- 2尾
にんにく -- $\frac{1}{2}$かけ
バゲット -- 1切
白ワインビネガー -- 小さじ1
オリーブオイル -- カップ$1\frac{1}{2}$
塩 -- 適量

◎作り方

1. バゲットは白ワインビネガーと水大さじ1を合わせたものにひたし、柔らかくしておく。
2. パセリ以外の具材もみじん切りにし、ボウルに入れる。1のバゲットをくずしながら入れ、オリーブオイルを加え、よく混ぜ合わせて塩で味を調える。

※サルサ・ヴェルデは、ゆでた肉、焼いた魚介、ゆで卵、グリルした野菜、ゆでたアスパラガスやカリフラワーなどに合います。焼いたすずき、ゆでたいんげんとじゃがいもに添えれば、むくみの改善メニューにもなります。

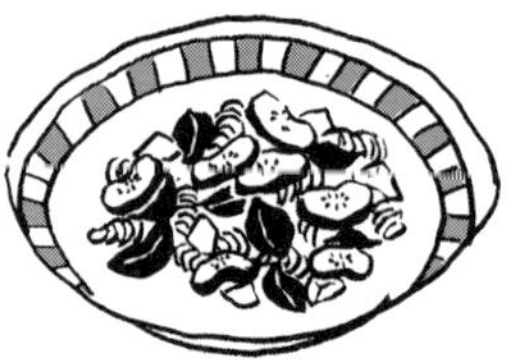

Column
イライラにミントのパスタを／ミントとズッキーニのフジッリ

生理前でイライラする、仕事がはかどらない、子どもがいうことを聞いてくれない。暑さが加わってむしゃくしゃする。そんなときがありますよね。ミントを使ったさわやかな夏向けパスタを紹介しましょう。ミントには鎮静の働きがありますので、イライラの症状改善メニューとしてお勧めです。

◎材料［2人分］

ペパーミント -- 1枝
ズッキーニ -- 1本
セロリ -- 10㎝
サフラン＊ -- 少々
モッツァレッラ -- ½個
フジッリ -- 160g
オリーブオイル -- 大さじ1
塩 -- 適量

＊サフランの代わりに、SBシーズニングミックス パエリアを使ってもよい。これを使うときには塩を控えめにする。

◎作り方

1. ズッキーニは2㎜の厚さの輪切りに、セロリは薄切りにする。モッツァレッラは1㎝角のさいの目に切り、ざるに上げて水けを切っておく。
2. フライパンにオリーブオイルを熱し、ズッキーニ、セロリ、サフランを入れさっと炒め、軽く塩をして、ふたをして弱火で2分蒸し煮にする。フジッリのゆで汁を大さじ2加え、3分煮る。
3. 熱湯1.5ℓに塩大さじ1を加え、フジッリをゆで上げ、2に加えあえて、塩で味を調える。皿に盛り、ペパーミントの葉とモッツァレッラを散らす。

キリスト教の習慣がもたらした健康料理

キリスト教の信者のあいだでも、宗教上の食の慣習を守る人は少なくなりました。毎週金曜日や復活祭前の四十日間は、肉を食べない慣習がキリスト教にはあります。処刑されたキリストの苦しみに思いをはせるためといわれます。肉の代わりに主に魚を食べるのですが、これは魚がキリストの象徴だったからでもあります。

修道者や信者は必ずしも海に面したところばかりに住んでいませんので、内陸部では乾物の魚を使いました。バッカラと呼ばれる塩漬け干しだら（またはストッカフィッソと呼ばれる干しだら）です。水を替えながら一日かけてもどし、炒めて香辛料を加えたカプチン派（キリスト教の一派の名前）バッカラや、煮て牛乳を加えてペースト状にしたヴィチェンツァ風バッカラなどを食べました。なにしろ、毎週金曜日のことですので、こうしてバッカラや魚料理のレパートリーがイタリアには増えていったのです。塩漬け干しだらは、１００ｇ中タンパク質73ｇ、脂質は１ｇにも満たない高タンパク質低脂質の食材です。

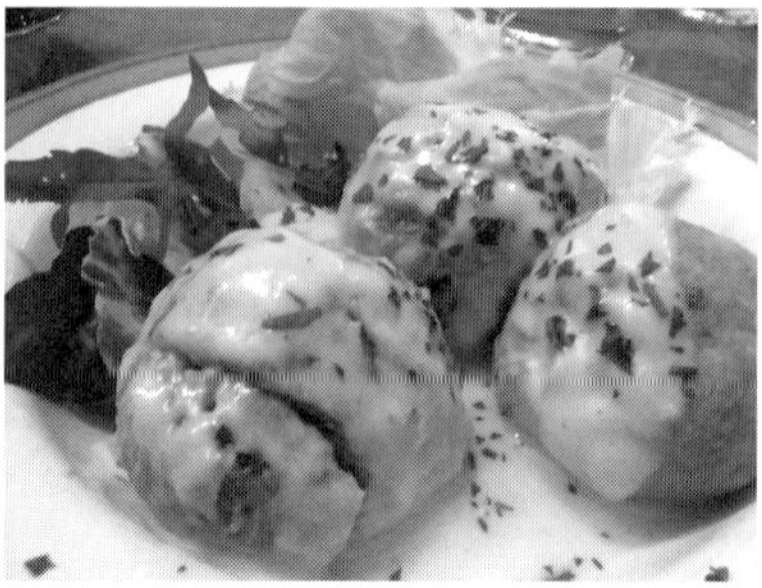

パンと燻製生ハムを混ぜて団子にしたカネデルリ。

また、清貧と倹約を心がける修道院では、食材をむだにすることはありません。**残り物を生かした料理**がよくつくられました。硬くなったパンのサラダ、パンツァネッラ（Ｐ15参照）や、パンを粥のようにトマトと煮こんだパッパ・アル・ポモドーロ（Ｐ87参照）、燻製生ハムと混ぜて団子にしたカネデルリ（上段写真）など、**キリストの肉とみなしたパンを捨てることは決してありません**でした。これらの料理は、修道院が発祥ではありませんが、イタリアでは修道院でも家庭でも飲食店でも現役で作られている料理です。

また、南イタリアでは、煎ったパン粉をパルミジャーノの代わりに使うパスタ料理があります。南部はもともと羊や豚の食文化なので、牛を飼って牛乳でチーズをつくることができなかったころの名残りです。

残ったチーズの切れ端を使ったタルトやオムレツもあります。小麦粉を節約するために栗粉やトウモロコシ粉を使った菓子もあります。こうした料理や菓子が、厳しい生活を続ける修道士や修道女たちに、安らぎと健康をもたらしたのです。

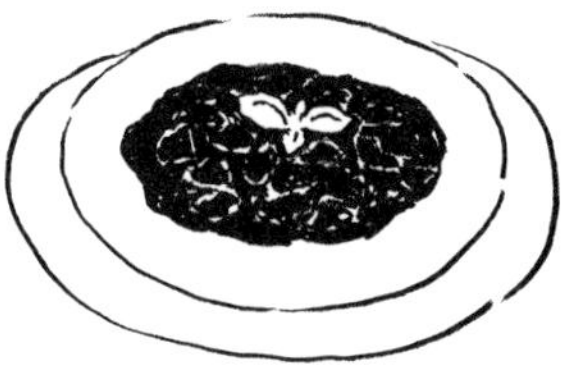

Column
パッパ・アル・ポモドーロ（トマトのパン粥）

イタリアのパンはすぐに硬くなってしまうので、それを活用するメニューがたくさんあります。

イタリアの友人が、体調がよくないからといってこの料理を作って食べていたときには、日本人なら米のお粥だろうに、これが食文化のちがいなのだと驚いた覚えがあります。作り方は、顆粒の野菜ブイヨンを使えば簡単です。野菜ブイヨンは、材料が安全安心な、できれば有機野菜ブイヨンをお勧めします。時間ができたときにブイヨン（イタリア語でブロードといいます）を作って冷凍しておけば、材料が確認できてさらに安心ですし、野菜クズだけでできるので安価にすみます（P88参照）。オリーブオイルをたっぷりかければ、**Type A**の便秘（P41参照）やイライラ、夏の養生にもよい料理です。

◎材料［２人分］

トマトピューレ -- カップ1
硬くなったバゲット -- ½本
顆粒の野菜ブイヨン -- 小さじ¼
バジル -- ４枚
オリーブオイル -- 大さじ２
塩 -- 適量

◎作り方

1. 鍋にトマトピューレを入れて火にかけ、水カップ1と顆粒ブイヨンを加える。
2. 適当な大きさに切ったバゲットを加え、パンをくずしながら煮こむ。
3. パンがくずれたら、オリーブオイルと塩で味を調え、バジルを飾る。

Column
安くて安心。 野菜くずでつくるブロード

イタリアではブイヨンをブロードといい、野菜や肉、魚のブロードがあります。イタリア料理の多くは家庭料理として発達してきたので、残りものを利用したエコロジカルな作り方が多いです。そこには清貧・倹約を尊ぶキリスト教の精神が生きているのかもしれません。そのひとつが、この野菜のブロードです。

◎材料と作り方［1ℓ分］

1. 鍋に水1.5ℓ、にんじんの皮、玉ねぎの皮、長ねぎの緑の部分、セロリの葉、イタリアンパセリの茎、つぶしたにんにくなどの野菜くずを入れ、火にかける。
2. アク取りシートをのせ、30分煮てからこす。
3. カップ1〜2杯くらいずつ保存容器に入れ、冷凍保存する。

※解凍すれば、リゾットやスープ、ソースなどに活用できます。

3 健康によいと認められた地中海式食事

心臓病を予防する南イタリア料理

医学校があったサレルノ近郊の南イタリア料理が、ある病を予防することが証明されたのは、二十世紀後半になってからです。

アメリカの生理学者アンセル・キース博士が、自国の中高年が心臓病で亡くなる割合が高いのを知り、心臓病と食生活の関係について七ヵ国を探査研究したのです。イタリア、ギリシャ、スペインといった地中海諸国と日本を含む七ヵ国、一万二千人の健康な中高年を十年間にわたって調査しました。その結果、**地中海式食事をとる人たちに心臓病の割合が低い**ことがわかり、予防効果が実証されたのです。

博士の研究は、食べ物の脂質が血液中のコレステロールにどう影響するかを調べるところからはじまりました。

イタリアでの最初の予備調査は、一九五七年、イタリア半島のつま先、カラブリア州のニコーテラ（P53地図参照）という町の人びとの食生活を調べることからはじまりました。ですが、数年調べたところ、ギリシャの数ヵ所と調査結果が似ていたので、途中で中止されてしまったのだそうです。

イタリアの海沿いのこの貧しい町では、穀物や野菜、豆、魚をしっかりとり、油脂はほぼオリーブオイルだけでした。肉や卵、チーズ、ミルクはとても低い割合で食べられていました。キース博士の調査に協力したイタリアのフラミニオ・フィダンツァ教授は、「このつましい食生活は修道士の食生活に似ている」と書き残しています。

ちなみに、フィダンツァ教授がキース博士とは別に、北部・中部イタリアのふたつの町民の食生活をいくつかのパターンに分けて十五年間調べたところ、**多価不飽和脂肪酸をとった人に心臓病（冠状動脈性心疾患）が少ない**ことがわかりました。多価不飽和脂肪酸とは、オメガ3系とオメガ6系と呼ばれる脂肪酸です。

オメガ3系脂肪酸はいわしやさばなどの青背の魚やくるみに、オメガ6系脂肪酸は紅花油に含まれています。一価不飽和脂肪酸のほうは、オリーブオイルに多いことはすでに述べました（P69参照）。

さて、一九六一年、キース博士がアメリカの『タイムス』誌の表紙に取り上げられたことにより、博士の研究成果も世界に広く知られることになりました。ギリシャやイタリアのように、オリーブオイルと穀物、野菜、魚をベースとした食生活が、心臓病を予防できるとして世界で認められたのです。なお、博士の研究で、二番目に冠状動脈性心疾患が少なかったのは、野菜と魚と米を食べ、動物性脂肪（飽和脂肪酸）の少ない脂質をとっていた日本でした。

地中海式食事をモデルに夫人がレシピを担当した『Eat well and stay well（よく食べてよく生きる）』という共著書がベストセラーになり、キース博士はサレルノより内陸寄りのチレント（P53地図参照）に別荘をもち、アメリカと行き来することになったのです。

世界に認められた地中海式食事

地中海式食事がすっかり有名になった一九八〇年代後半、イタリアの研究者グループが、チレントの健康な住民に、地中海式食事を動物性脂肪の多い食事に切り替えさせる実験をしました。

動物性脂肪とは、肉やバター、生クリームなどの飽和脂肪酸のことです。その結果、動物性脂肪を多くとると血圧が上昇し、地中海式食事にもどすと血圧が下がることがわかったのです。キース博士が別荘をもったことと、この実験もあって、サレルノ近郊のチレントがすっかり地中海式食事の象徴のような土地として知られたのです。

キース博士は晩年、アメリカのミネソタで暮らしたものの、百歳の長寿をとげました。博士は自分の人生をもって、地中海式食事の正しさを証明したのかもしれません。

その後、イタリアだけでなく、ギリシャ、スペイン、モロッコといった地中海諸国でとられている食事をまとめて地中海式食事と呼び、二〇一〇年、ＵＮＥＳＣＯの世界無形文化遺産として認められることになります。イタリアではチレントの伝統的食生活が、地中海式食事の代表に挙げられました。

地中海式食事とは

それでは、その地中海式食事の内容を詳しく見ていきましょう。

一九九〇年代にアメリカのＮＰＯ法人がＷＨＯ（世界保健機構）とハーヴァード大学公衆衛生大学院と協力し、現代に合わせて図にまとめたのが、地中海式食事のピラミッド（Ｐ93参照）です。

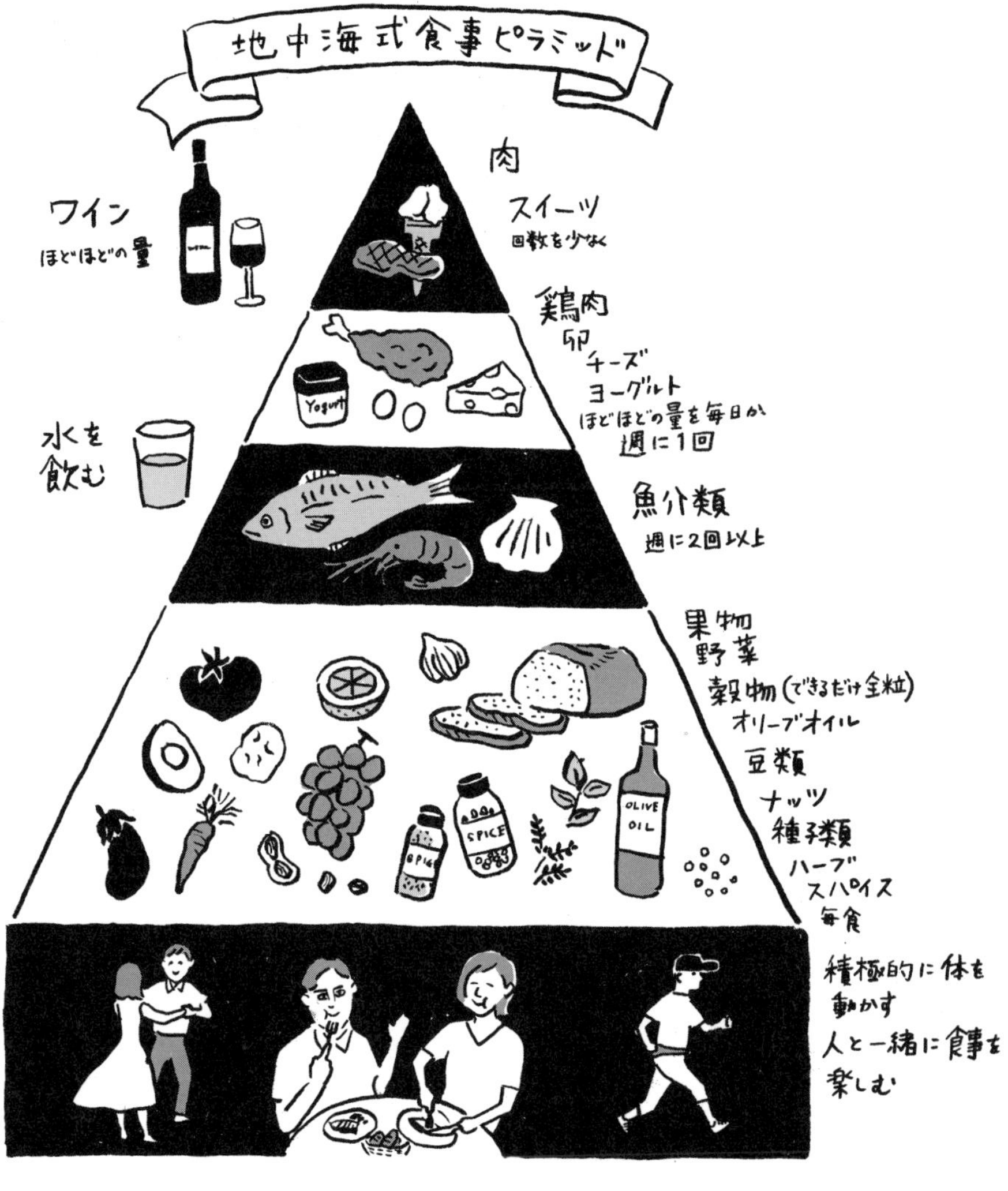
地中海式食事ピラミッド
肉
スイーツ
回数を少なく
ワイン
ほどほどの量
鶏肉
卵
チーズ
ヨーグルト
ほどほどの量を毎日か
週に1回
Yogurt
水を
飲む
魚介類
週に2回以上
果物
野菜
穀物（できるだけ全粒）
オリーブオイル
豆類
ナッツ
種子類
ハーブ
スパイス
毎食
SPICE
OLIVE
OIL
積極的に体を
動かす
人と一緒に食事を
楽しむ

ピラミッドのいちばん下は毎食とってほしい食べ物、上に行くほど回数を減らしたほうがいい食べ物です。**毎食とりたいのは、野菜、果物、穀類（米や小麦。できれば玄米や全粒粉）、オリーブオイル、豆類、ナッツ類、種子類、ハーブ、スパイスです。**オリーブオイルの大切さはすでにお話しました。ハーブは料理に使うことによって風味がつくので、塩の量がおさえられます。スパイスの使用については注意が必要ですので、第3章で説明しましょう。

穀類には、米と小麦のほか、蕎麦《そば》や粟《あわ》や稗《ひえ》、大麦やカラス麦、はと麦、ライ麦、とうもろこしなども含まれます。全粒、つまり玄米や全粒粉が望ましいとありますが、胃腸の強さや好みに応じてでいいでしょう。玄米でしたら七〜八分づきにするなどして、栄養成分をなるべく残すようにすればいいと思います。

イタリアで健康志向の高い料理家は、食物繊維がより多くとれるとして全粒粉のパスタを勧めていますが、合わせる具やソースに力強さが求められます。玄米や全粒粉を選ぶのであれば、より安全な無農薬か、オーガニック（EU産は農薬の種類や量を厳しく制限しています）が好ましいでしょう。

地中海式食事のピラミッドで注目したいのは、近年、種子類が入れられたことです。みなさんご存じのペスト・ジェノヴェーゼ（英語名バジル・ペースト　レシピP11参照）に使う松の実は、多価不飽和脂肪酸、なかでもオメガ3系脂肪酸が多く含まれています。南イタリアのシチリア島でパンに使われるごまも、一価・多価不飽和脂肪酸が多く、ビタミンEも含んでいます。松の実もごまも酸化しやすいので、新しいうちに使い切る必要があります。

Column
イタリアではポピュラーな豆料理

豆類はイタリア料理によく使われます。安価でありながら、タンパク質と食物繊維が豊富だからです。白いんげん豆やレンズ豆、ひよこ豆を使うことが多いです。

白いんげん豆は、「パスタ・エ・ファジョーリ」という煮こんだ豆にパスタを加えた料理や、「リボッリータ」という豆と野菜の煮こみを何度か煮直す料理に使います。リボッリータには残って硬くなったパンも入れますので、節約・エコ料理でもあります。乾燥白いんげん豆は水に浸けてもどしますが、最近は水煮の紙パックや缶詰が売られていますので、サラダやミネストラ（具だくさんのスープ）に活用すれば、すぐに食卓に出せる一品ができあがります（P12、23 参照）。

ひよこ豆も水に浸けてもどしますが、水煮も売られています。冷凍しておいたソッフリット（P108 参照）といっしょに水に入れて柔らかく煮て、ハンドミキサーやフードプロセッサーにかけ、塩、こしょうで味を調えれば、即席の豆のポタージュができ上がります。

小粒のレンズ豆は水に浸けてもどさずに、そのまま煮ればよいので便利です。レンズ豆をさっと洗って煮て、冷凍しておいたソッフリットをそのまま加えてさらに煮ます。ゆでたショートパスタ（なるべく小さいサイズ）を加えて混ぜれば、パスタ一品のでき上がりです。

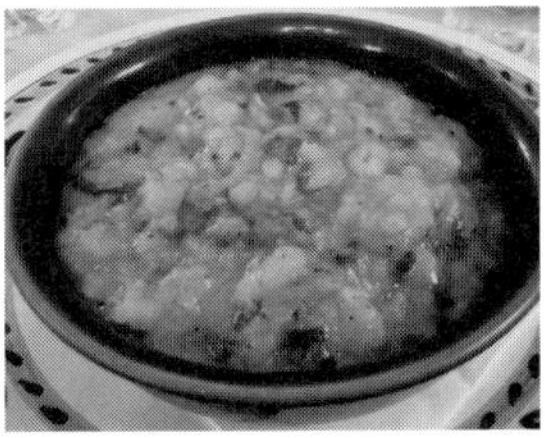

フィレンツェの街で食べたリボッリータ。白いんげん豆と黒キャベツという野菜が入る。

次に、ピラミッドの下から2段目には、**週に2回以上とったほうがいいものとして、魚介類**があげられています。いわしやさばなどの青背の魚には、ＥＰＡ（エイコサペンタエン酸）とＤＨＡ（ドコサヘキサエン酸）というオメガ3系脂肪酸が豊富です。まぐろやまだい、すずきやさけにも少なからずＥＰＡ、ＤＨＡは含まれています。いずれの魚も、揚げるよりも焼いたほうが、ＤＨＡの保持率が高いことがわかっています（レシピＰ13、47参照）。

ピラミッドのさらに上には、**控えめの量を毎日、あるいは適量を週1回とればいいものとして、鶏肉や卵、チーズ、ヨーグルト**があります。鶏肉は部位にもよりますが、若鶏胸肉（皮つき）なら１００ｇ中タンパク質21ｇ、脂質６ｇと高タンパク質・低脂質です。

イタリアのチーズは、日本への輸入量で見ると、パルミジャーノ、モッツァレッラ、ゴルゴンゾーラの順で、とくに**パルミジャーノは１００ｇあたりのタンパク質が32ｇと高タンパク質食品**です。最近は日本産チーズもきわだっておいしくなっていますので、材料がきちんとした国産のチーズを選んで買えば、牧場やチーズ生産者への応援にもなります。

Column
イタリア料理 味のもと④ 【アンチョビ】

アンチョビもいい味を出してくれる名脇役です。かたくちいわしを塩漬けした発酵食品で、塩漬けのあと保存のためにオイル漬けしたものもあります。海から遠い場所や、宗教上の肉絶ちの期間に、発酵した魚のうま味が足せる貴重な保存食品です。バーニャカウダのソースに使ったり、野菜を炒めるときの味つけにしたり、パスタの味つけに使ったりと、イタリアでは南北を問わず使われます。

イタリア北西のリグーリア海産のアンチョビ塩漬けは、IGP（地理表示保護）産品として、品質が守られています。南部のアンチョビも品質のよいものがありますので、使ってみて好みのものを選べばいいと思います。

同じかたくちいわしの塩漬けから、魚醤もできます。「コラトゥーラ・ディ・アリーチ」という名前で、樽に漬けこんで発酵させてから、樽の底に穴をあけて魚醤をしたたらせて採る、昔ながらの作り方をしています。いわばいわしの発酵エッセンスで、パスタにあえて食べたりします。

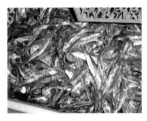

朝獲りの早いうちに頭と骨を取ったかたくちいわし。樽に漬けて魚醤を作る。

ピラミッドのいちばん上は、**少ない回数にしたほうがよいものとして、肉とスイーツ**が来ています。ここでいう肉は、牛肉や豚肉、羊肉など赤身肉のことを指し、脂質の割合が比較的高いものです。スイーツは、バターや生クリーム、砂糖の割合が高いため回数を減らされていますが、いまではそれらを使わないスイーツもたくさんありますので、考えて選べばよいでしょう。スイーツ絶ちしてストレスをためるよりは、適切な量を食べて心が安定しているほうがいいのではと思います。

オリーブオイル選びで気をつけたいこと

地中海式食事で、オリーブオイルは大きな役割をはたしています。**本書でオリーブオイルというときは、エクストラヴァージン・オリーブオイルを指しています。加熱する、しないを問わず、エクストラヴァージン・オリーブオイルをお勧めします。**

イタリアやスペイン、ギリシャ、シリア、トルコなど主な生産国四十ヵ国以上が加盟する国際オリーブ協会（ＩＯＣ：International Olive Council）は、オリーブからつくられるオイルを、「オリーブオイル」（＝オリーブの実から得られるオイル）と、「オリーブポマースオイル」（＝オリーブの搾りかすから得られるオイル）と２つに大きく分けています。オリーブオイルのほうは、「オリーブの実から機械的または物理的な工程だけで得られたオイルで、溶剤で抽出したものを除く」と規定されています。

　オリーブオイルはさらに三つのカテゴリーに分けられ、そのうちのひとつが、ヴァージン・オリーブオイルです。まず、洗ったオリーブの実を細かく砕き、ペースト状にして十分に練ります。それを遠心分離機にかけてオイルと絞りかすと水分に分けてから、水分を取り除き、濾過《ろか》したのがヴァージン・オリーブオイルなのです（生産者によっては濾過しないものもあります）。

　ヴァージン・オリーブオイルのなかでも、最高品質のものをエクストラヴァージン・オリーブオイルと呼んでいます。ＩＯＣ規定では化学分析により最も酸度が低く（０・８％以下）、またＩＯＣやＥＵ加盟国の政府公認資格者である鑑定士の鼻と舌による官能検査で、欠陥がゼロと認められたオイルです。「鼻と舌による官能検査」は、化学分析では見いだすことのできない、臭覚と味覚による検査などを行っています。目で見たオリーブオイルの色は、品質とは関係がありません。

二〇一八年、日本の家庭で使われる油の量で、オリーブオイルは初めてキャノーラ油を抜いてトップになるほど、わたしたちの生活になじみました。ですが、日本のオリーブオイル生産量はまだ少なく、残念ながら、ＩＯＣに加盟していません。

日本では、精製オリーブオイルに任意量のヴァージン・オリーブオイルを混ぜたものが、オリーブオイル（以前はピュア・オリーブオイルと呼ばれていました）として売られています。**精製オリーブオイルは、**欠陥が認められるなど食用に適さないヴァージン・オリーブオイルに脱酸、脱色、脱臭などの精製工程を加えるので、**オリーブの風味や栄養成分が失われてしまっている**のです。

では、品質のよいエクストラヴァージン・オリーブオイルは、どのように選んだらよいのでしょうか。まず、できるだけ自社農園で育てたオリーブで、自社搾油所をもっている生産者、または協同搾油所であっても搾油するまでの時間が短い生産者をお店で尋ねるか、輸入元のＨＰで調べるなどして、選ぶといいでしょう。

オリーブオイルは酸化しやすいため、オリーブを収穫してから搾油するまでの時間が短いことと、搾油から瓶詰めまでの工程において酸化を防ぐこと、温度を管理することが大切です。酸化を防ぐためには遮光も大事ですから、透明な瓶よりも黒い瓶を選ぶほうがいいでしょう。

イタリア料理にイタリアのエクストラヴァージン・オリーブオイルが合うのは、世界のオリーブの栽培品種千三百種以上のうち約六百種があり、風味が多様性に富んでいるからです。**地方の料理にはその地方のオリーブオイルが合う**ことは、イタリア料理の基本です。

とはいえ、近年の気候変動により、オリーブの出来も毎年、国や地方によって差が出てきています。産出国にはこだわりすぎなくてよいと思います。もちろん、イタリアのこのオリーブ農園のオイルと決めたら、毎年、自然がもたらす恵みのちがいを比べて楽しむこともできます。

また、日本のオリーブオイルもだんだん品質レベルが上がり、国際的なオリーブオイル・コンテストで受賞するオイルも出てきているほどです。そうしたオイルを買って、生産者を応援するのもいいかと思います。

風味は好みで選べばけっこうです。苦味のあるオリーブオイルは敬遠されがち

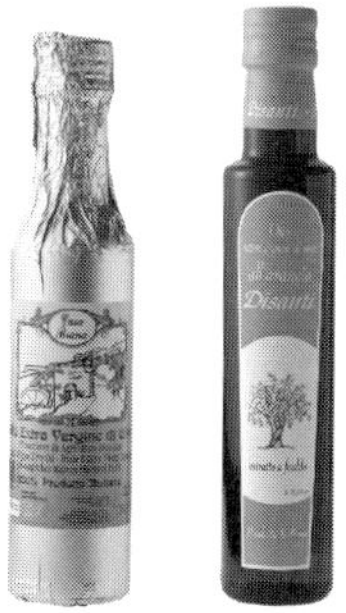

（右）オレンジをいっしょに絞ったEXVオリーブオイル。風味づけしたオイルより香りが強い。
（左）名産地のひとつ、リグーリア州のタッジャスカ種のオーガニック・EXVオリーブオイル。

ですが、**苦味や辛味はポリフェノール成分由来**です。ですから、健康志向で選ぶなら、苦味のあるオイルに自分の舌を慣らしていくのもひとつの手です。なすやかぼちゃをただ焼いて、甘味が出た野菜に苦いオリーブオイルと海塩をかけて食べると、最高の相性にびっくりするはずです。

オリーブオイルはただの油というだけでなく、ソースのような調味料でもあるのです。また、**食材をオリーブオイルに漬けておけば、長期保存**もできます（レシピＰ49参照）。

エクストラヴァージン・オリーブオイルは、オリーブの実を皮ごと、種ごと砕きますので、できればオーガニック（イタリア語ではＢＩＯ《ビオ》）をお勧めしたいですが、これも風味の好みやお財布と相談しながらでよいと思います。

ＥＵ域内の生産国であれば、原産地呼称保護（イタリア語では**ＤＯＰ**　英語では**ＰＯＤ**）のマークがついたオリーブオイルは、ある特定地域内で生産・加工・調整のすべてが管理されて行われたという**品質保証の目安**になります。マークがついていなくても、情熱をもってつくられた素晴らしいオイルはたくさんありますので、それを見つけるのもひとつの楽しみになるでしょう。

また、イタリアのエクストラヴァージン・オリーブオイルであれば、スローフード協会が保護品目に指定したものには、カタツムリのマークがついています。地元で消滅しかかっている希少なオリーブ品種を生産者が守ろうと、苦労して育てている証《あかし》です。

使い勝手がよいのは、オレンジやレモンをいっしょに絞ったエクストラヴァージン・オリーブオイルで、料理に少量使うためだけに、いちいち果物を買わなくていいという便利さがあります。ですが、これらも酸化が早いので、ふつうのエクストラヴァージン・オリーブオイルと同じく、２ヵ月を目安に使い切ることが大切です。

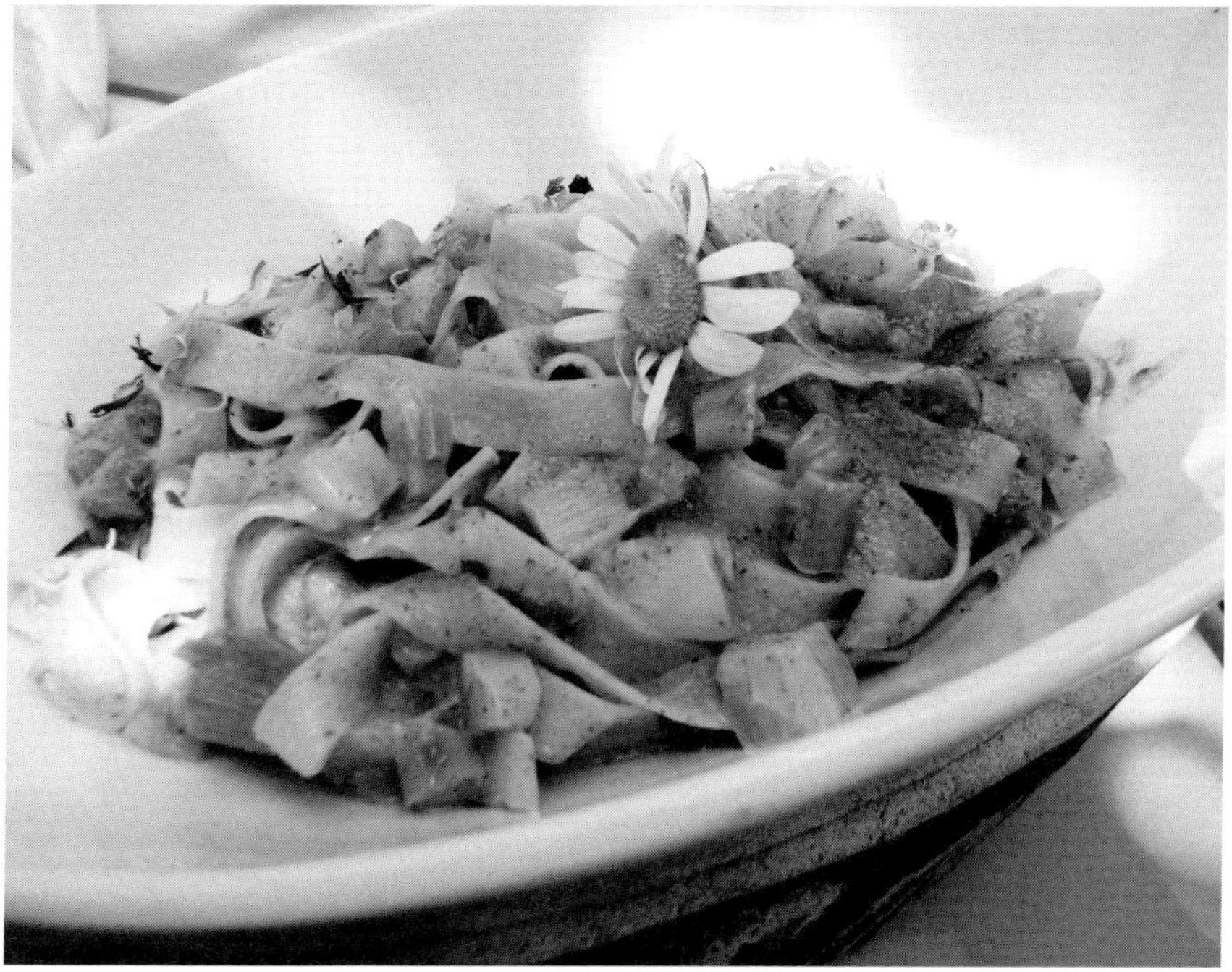

人といっしょに食事を楽しむことが大切

地中海式食事のピラミッドの話にもどりましょう。ピラミッドのいちばん下の土台には、生活の基本があります。まず、**「積極的に体を動かす」**こと。そして、以前に作成されたピラミッドにはなく、新たにつけ加えられたのが、「人といっしょに食事を楽しむ」ことです。

日本では、働く世代がお昼をコンビニですませたり、ひとり暮らしの高齢者や独身者の孤食が増えたりしています。さまざまな環境により、そうせざるをえなくなっているのですが、できるだけ**「人といっしょに食事を楽しんで」**いただきたいのです。

イタリア料理は本来、食事の全メニューを一度に食卓に並べることはありません。

まずは前菜、次に〝第一の皿〟としてパスタやリゾットやスープ、その次に〝第二の皿〟としてメイン料理、それに野菜の付け合わせ。最後にデザートと、順番に時間をかけて、家族や友人、大切な人たちと楽しむ料理です。

料理を楽しみながら、ともに過ごす時間を愛《いつく》しみます。忙しい平日、そのようなことは家庭でもむずかしいと思いますが、たとえばパスタとサラダを同時に出し、そのあとにデザートかフルーツを出すというふうに、少しだけ食事の時間をゆっくりとってみませんか。

そして、週に一度でもいいので、**食事をともにする相手の顔を見ながら、お互いの体や心の状態を確かめる**ようにしたいものです。たわいのない話をしながら人と食べるだけで、あなたのうつうつとした気分が晴れてくるかもしれません。疲れてあまりしゃべりたくないときでも、相手はあなたの体や心の変化にいち早く気づいてくれるかもしれません。ぜひ人といっしょに食べることを心がけてみてください。

Column
イタリア料理　味のもと⑤【野菜の万能だしのもと】

地中海式食事は、野菜をたくさんとることも特徴のひとつです。野菜だけで作るかんたん万能だしのもとを紹介しましょう。材料は、玉ねぎ1個、にんじん½本、セロリ20cm（秋冬なら長ねぎ10cm）、オリーブオイル大さじ4です。多めに作れば、冷凍もできます。

鍋にオリーブオイルを熱し、みじん切りにした野菜をさっと炒めて、塩少々を加え、ふたをして弱火で10分、蒸し煮にします。たったこれだけです。本当は20～30分ぐらい、色がつくまで野菜を弱火で炒めるところから、「ソッフリット（軽く炒めたもの）」と呼ばれています。この本では、家庭で作りやすく、時間がかからない蒸し煮にしました。ソッフリットができたら、トマトやかぼちゃなど季節の野菜を粗く刻んで入れ、水とローリエを加えて煮れば、あっという間に野菜のミネストローネができます。また、肉や魚介、米を加えれば、煮こみやリゾットにもなります（レシピ P17、19、23、39 参照）。

時間がないときや疲れているときは、つい市販のコンソメの素に頼りたくなる気もちはよくわかります。ですが、冷蔵庫に常備してある野菜3種類だけで、体にも心にも優しいだしのもとができるのです。疲れはてているときは玉ねぎだけでも OK です。最初は、市販のコンソメの素の濃い味に慣れた舌には物足りないかもしれませんが、そのうち舌の変化が感じられるはずです。舌が敏感になり、化学的で人工的に作られた味、エキスのかたまりのような味はすぐにわかるようになります。

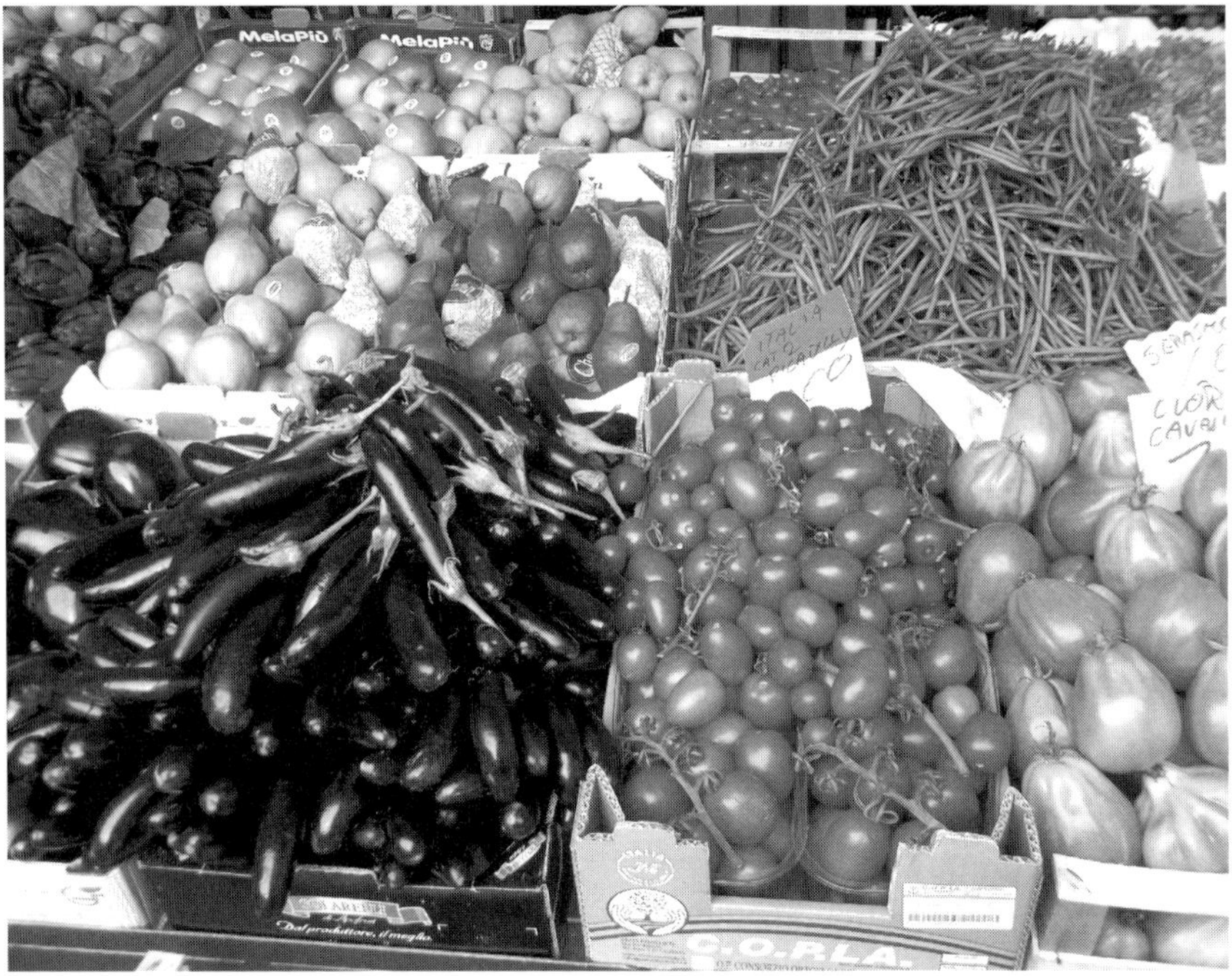
MelaPiù
MelaPiù
Dal produttore, il meglio
C.O.R.L.A.

Ricette Italiane

第3章

Capitolo 3

日本に合ったイタリア料理で健康になるには

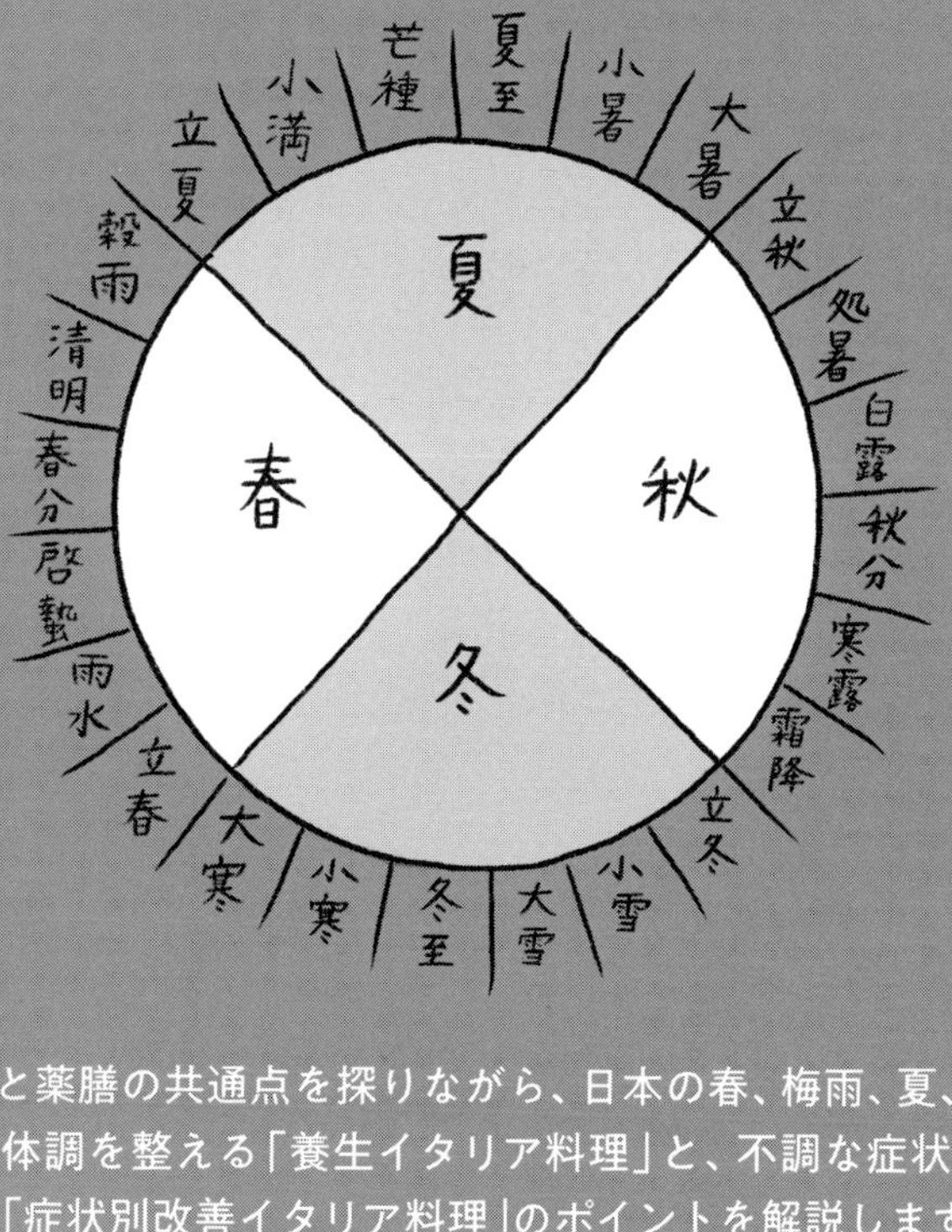

イタリア料理と薬膳の共通点を探りながら、日本の春、梅雨、夏、秋、冬の五季に合わせて体調を整える「養生イタリア料理」と、不調な症状や体調を改善するための「症状別改善イタリア料理」のポイントを解説します。

1

地中海式食事に取り入れたい東洋の考え方

健康によいと証明された地中海式食事を、そのまま日本に持ち込めば健康になれるのでしょうか。

古代ギリシャの医師ヒポクラテスの**「環境が健康に影響する」**という言葉を思い出してみましょう（P54参照）。暮らす土地の気候や風土が、人の体に影響するという考え方です。

地中海式食事がとられている国々の気候は、地中海性気候です。イタリアは日本と同じく四季があるものの、夏はとても乾燥し、冬に雨が降ります。降るとはいっても日本ほどの雨量はなく、梅雨もありません。ですから、乾燥しがちな地中海地域で暮らす人の体と、湿気の多い日本ですごす人の体はちがいます。それによって、体によいメニューもちがってきます。

それでは、健康によい地中海式食事を日本でとるには、ほかに何を取り入れればよいのでしょう。

イタリアにはサレルノ養生訓がありましたが、実は日本でも養生訓を説いた人はいます。江戸時代の貝原益軒《かいばらえっけん》です。が、残念ながら、貝原益軒は、「すべての食事はあっさりした物を好むのがよい。味が濃く脂っこい物を食べてはいけない。なま物、冷えた物、固い物は禁物である」など、ほぼ食事の禁忌《きんき》しか書いていません。何をどのように食べたら健康でいられるかは、書いていないのです。

そこで、わたしたちが**取り入れたいと思ったのが、薬膳の考え方**です。そのベースになるのは、中医学（アジアの伝統医学のひとつ）です。

漢方という言葉を聞いたことがあるでしょう。これはもともと、中国から伝えられた医学を指します。太古より日本は中国からさまざまなものを取り入れてきましたが、医学もそのひとつでした。

鎖国の時代になると、オランダ人から西洋医学がもたらされ、それを「蘭方《らんぽう》」と呼ぶようになったので、中国医学を「漢方」と呼んで区別するようになりました。漢方薬とはもともと、中国の伝統医学にもとづいて処方された薬です。日本は外国からあらゆるものを取り入れて、和風に変えてしまうのが得意ですので、十六世紀以降、漢方は日本漢方（和漢）として独自の方向に向かいはじめました。江戸時代までは漢方がさかんで、幕府や大名のお抱え医師は漢方医でした。ところが、一八八三年、明治政府が医師の開業資格を、西洋医学を学んだ者に限ると決めたため、漢方は衰えていったのです。

再び漢方が注目されるようになったのは、一九〇〇年代初めに漢方の復興がとなえられ、一九七〇年代に漢方薬の医療用エキス製剤に健康保険が適用されるようになり、一般の病院や医院でも処方されるようになってからです。西洋医学を補うものとして、漢方薬や鍼灸《しんきゅう》といった東洋の伝統医学が用いられるようになったのです。

東洋医学は、西洋医学のようなエビデンス（科学的根拠）に欠けるといわれますが、歴史と経験をもって人びとを健康に導いてきた実績があるからこそ残ってきました。**伝統医学のひとつである中医学には、数千年をかけた理論の集大成**があります。薬膳のベースにある考え方を四つ、見ていきましょう。

人と自然は一体

古代ギリシャ哲学からヒポクラテスの医学が生じたように、中国の古代哲学から中医学が生まれました。そこでは、宇宙や自然界のものごとはすべて陰と陽に分けられると考えます。日と月は昇って沈み、四季は巡ります。日は陽、月は陰、春夏は陽、秋冬は陰です。すべてのものごとは、陰と陽が盛んになったり衰えたりしながら、バランスを保っています。

人間もそのような宇宙の流れ、自然の循環のなかにあり、人と自然は一体であると中医学では考えます。**人は自然の循環に合わせて体の陰陽を調整し、バランスを取っていく必要がある**のです。

五季と五臓と感情は関わりがある

古代ギリシャでは万物が風、火、土、水の四つの元素から成ると考えましたが（P52参照）、中国では木、火、土、金、水の五つの元素から成ると考えます。そして、それぞれが**五季や五臓、感情や五味（五つの味）に対応する**としています。五臓の肝は肝臓、心《しん》は心臓、脾《ひ》は脾臓、肺は肺、腎《じん》は腎臓というよりも、その五臓に関わる機能と考えてよいでしょう。

たとえば、木が伸びやかに成長する**春は、五臓の肝に対応**します。怒りが肝を傷めますし、肝がうまく働かないと怒りっぽくなります。**酸味が肝に作用しやすい**ので、興奮しすぎるときに使いますが、体質によって控えます。

火のように燃え上がる**夏は、五臓の心に対応**し、喜びすぎると心を傷めます。**苦味が心に作用しやすい**ので、熱をとるために使いますが、体質によって控えます。

土のように湿り気がある**梅雨は、五臓の脾に対応**し、思いや憂いがすぎると脾を傷めます。**甘味が脾に作用しやすい**ので、脾を養うために使いますが、使い方に気をつけます。

空が澄み、乾燥する**秋は、五臓の肺に対応**し、悲しみや憂いがすぎると肺を傷めます。**辛味が肺に作用しやすい**ので、体を温めるのに使いますが、刺激のある辛味は控えます。

空気が冷たい**冬は、五臓の腎に対応**し、恐れすぎると腎を傷めます。**鹹味《かんみ》が腎に作用しやすい**ので使いますが、とりすぎに気をつけます。

このように、**感情が五臓の働きに影響し、不調の原因になります**。左ページのイラストを参考にして、五つの元素の特徴と五季、五臓、五味が対応することをまず頭においておきましょう。日本では夏と梅雨の順番が逆になっていますので、見るときに気をつけましょう。

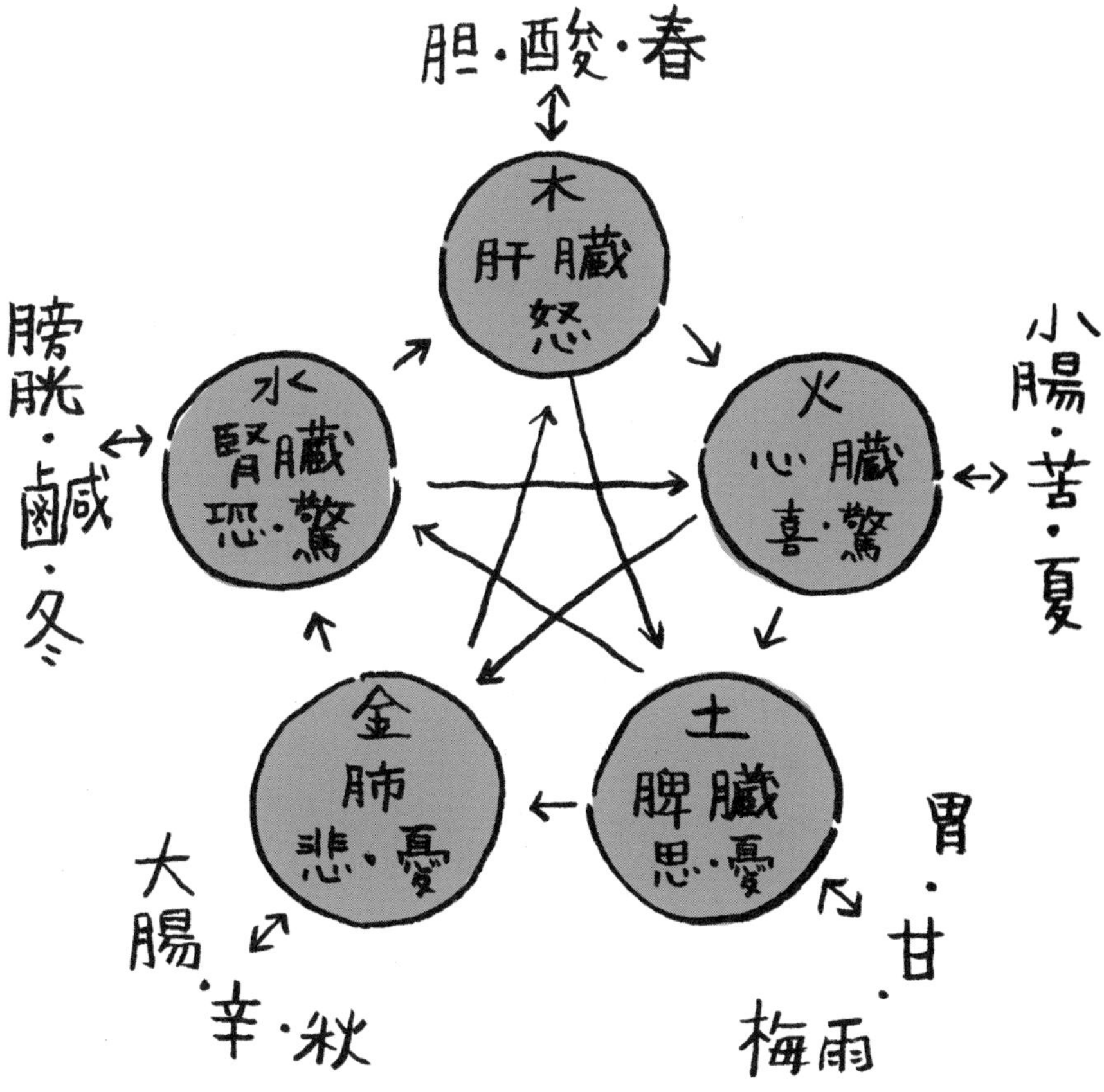
胆・酸・春
木
肝臓
怒
火
心臓
喜・驚
小腸・苦・夏
土
脾臓
思・憂
胃・甘・梅雨
金
肺
悲・憂
大腸・辛・秋
水
腎臓
恐・驚
膀胱・鹹・冬

体の気と血と水分を整える

西洋医学にない独自の考え方は、「気」です。気は、生命活動のエネルギーのようなもので、体を温めたり、邪気（病気をひきおこす原因　P135参照）が体のなかに入り込むのを防いだりします。**気は血、水分とともに体を巡って健康を保っています。気や血や水分が不足したとき、食事によって補っていく**必要があります。

食材の五性・六味とその働き

食材には五つの性質があると考えます。**寒性、涼性、平性、温性、熱性**です。字からわかるとおり、寒性は体を強く冷やすもの、涼性は体を冷やすもの、平性はどちらでもないもの、温性は体を温めるもの、熱性は体を強く温めるものです。それぞれの性質には働きがあります。**寒性・涼性の食材は、体の熱を取り、毒を外へ出し、便通をよくします。温性・熱性の食材は、体を温め、痛みを和ら**

げ、気と血の巡りをよくします。平性の食材は、陰陽のバランスを整える働きがあり、どの季節でも使え、ほかの食材と組み合わせやすいものです。

涼性・寒性、温性・熱性といった性質は、料理で食材を温めたり冷やしたりしても変わらないというのが、基本的な考え方です。

さらに、食材には、先ほどの五味に淡味を加えると六つの味があります。食べ物そのものの味であり、調理後の働きも考え合わせた味です。**酸（渋）味、苦味、甘味、辛味、鹹《かん》味、淡味**の六味《ろくみ》といいます。鹹味とは塩味のことです。

酸味は、ゆるい物を固め、体の水分を生じさせる働きがあります。苦味は、お通じをよくし、毒を外へ出します。甘味は、疲れを改善し、虚弱を補い、痛みを和らげます。辛味は、体を温め、気と血の流れをよくします。鹹味は、硬い物を柔らかくし、お通じをよくします。淡味は、湿を取り除き、食欲を誘います。なお、食材はおおかた甘味が多く、食材によっては、二つ以上の味を合わせもっています。

ここまで読んで、どこかで似たような話を目にしたような……と思われませんか。そう、中世のサレルノ養生訓にも似たような考え方（P70参照）がありましたね。西洋と東洋に少しのちがいはあっても、はるか昔の人の考えが共通し、しかも現代まで生きているのに驚くことでしょう。

イタリア料理の食材やハーブ、スパイスには、薬膳と共通するものが数多くあります。それがまた、薬膳の考え方をイタリア料理に取り入れやすくしているのです。左ページの六味の表にイタリア料理の主な食材を書きましたので、参考にしてください。

なお、イタリア料理ではあまり使わないけれど、五性六味から考えて料理に加えたい食材も第1章のレシピには入っています。いまは日本の食材を取り入れたイタリア料理も数多く作られますので、そういうときの参考になればと思います。

六味の食材表

六味	五臓	効能	主な食材
酸味 （渋味）	肝	引きしめて固める 体の水分を生じさせる	トマト、オリーブ、オレンジ、ぶどう、 レモン、チーズ
苦味	心	便通をよくする 毒を外へ出す 熱を冷ます 湿を取る	菜の花、菊花（カモミール） 茶葉
甘味	脾	疲れを改善する 虚弱を補う 痛みを和らげる	穀類、砂糖、果物、肉類、蜂蜜、栗、 くるみ、ピーナッツ、ズッキーニ、ブロッコリー、 あじ、さけ、ます、卵
辛味	肺	体を温める 気と血の流れをよくする 痛みを止める	赤唐辛子、大葉、しょうが、にんにく、ねぎ、 ハーブ（ディル、バジル、ミント）、スパイス （こしょう、クローブ、シナモン、ナツメグ、 フェンネルシード）
鹹味	腎	硬い物を柔らかくする 便通をよくする	海苔、いか、えび、たこ、たら、 ほたて、ムール貝、ハム、塩
淡味	脾 五臓	湿を取り除く 食欲を誘う	はと麦

2　薬膳を取り入れたイタリア料理で健康になるには

それでは、薬膳の考え方をイタリア料理に取り入れて、病気にならないよう養生したり、体の不調を整えたりするには、具体的にどうすればよいのでしょうか。

第1章の五季の養生イタリア料理と、症状別改善イタリア料理に分けて、レシピのポイントを見ていきましょう。

五季の養生イタリア料理

○五季を重んじる

まず五季の区切りを知ることから始めましょう。日本には二十四節気《にじゅうしせっき》という季節の節目があります（P127参照）。春分の日（三月）や秋分の日（九月）が祝日になっていますが、これらは中国から伝わった二十四節気のうちの二つです。

二十四節気は太陽の通り道を二十四に区切り、それぞれを節気として、季節の変わり目を示したものです。立春からが春、立夏からが夏、立秋からが秋、立冬からが冬とみなします。梅雨という名の節気はありませんが、日本はおおかた夏の芒種《ぼうしゅ》をすぎてから梅雨入りし、小暑《しょうしょ》あたりに梅雨明けします。梅雨は二十四節気からすると夏の一時期ですが、とくに湿気に注意が必要なので、ひとつの季節としてとらえます。以上が五季の区切りになります。

この**五季それぞれに、旬の食べ物**があります。いちごは春、トマトは夏、きのこは秋、たらは冬が旬です。温室栽培や養殖、海外からの輸入が手軽になったいま、食材は五季を通じて手に入るものがほとんどです。いま一度、季節や旬に立ち返って、食材を使ってみましょう。

また、**五季それぞれに対応する五臓がある**ことはお話しました。各季節に合わせて五臓を養うことが大切なのですが、それはあとで詳しく見ていくことにしましょう。

Column
七十二候で体調を整える

二十四節気をさらに三つに区分けした七十二《しちじゅうに》候《こう》を見ると、とても風流な気もちになります。東風解凍［はるかぜこおりをとく］から始まり、桃始笑［ももはじめてさく］、麦秋至［むぎのときいたる］、梅子黄［うめのみきなり］、蓮始開［はすはじめてひらく］、鮭魚群［さけのうおむらがる］など、植物や動物の動き、自然の営みを漢字三文字や四文字で詩のようにあらわしているからです。七十二候の多くは、俳句の季語にも取り入れられています。

薬膳のベースとなる中医学を学んで驚いたのは、症状から総合的に診断を下し、薬膳の方針を立てるとき、漢字の組み合わせに文学的表現が求められることでした。

いまは二十四節気でしたらパソコンのグーグル・カレンダーにも表示できますし、七十二候を知らせてくれるスマホのアプリもあります。季節の節目を意識して生活してみると、人が自然の一部で、生き物の仲間であることが実感できて、ささいなことが気にならなくなります。また、五季に合わせて体調を整えるのにも、役立つのではないでしょうか。

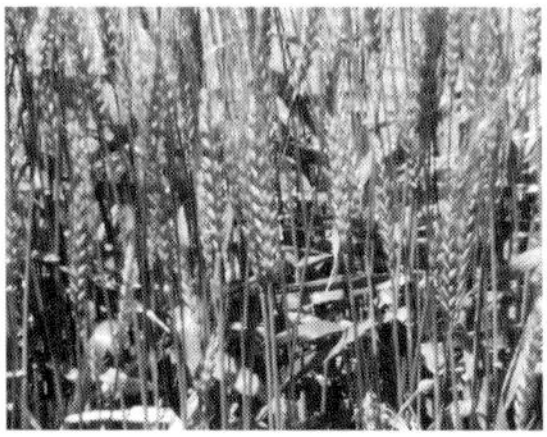

麦が実る季節、「麦秋至」は夏の七十二候のひとつ。

○陰陽のバランスを取る

自然界では陰と陽が盛んになったり衰えたりしながらバランスを取ることはお話しました（P114参照）。一年がまさにそうです。春分の日を境に陽がだんだん盛んになり、陰はしだいに衰えていきます。六月の夏至《げし》は陽がピークに達し、陰が生まれます。そして、秋分の日を境に陰が盛んになり、陽は衰え、冬至《とうじ》で陰がピークに達し、陽が生まれます（P127グラフ参照）。

人と自然は一体ですので、自然界の陰陽の変化にしたがって、人の体の陰陽も移り変わっています。ですから、**五季の陰陽に合わせて、食事により体の陰陽を整える**ことが健康につながります。それは、**食材の五性・六味**（P118参照）**を使って、体の陰陽のバランスを取る**ということです。

とてもむずかしく感じるかもしれませんので、説明していきましょう。

日本でイタリア料理を食べるときにとくに気をつけたいのは、陰の季節の秋冬です。家庭でイタリア料理といえば、パスタを作る方がだんぜん多いでしょう。地中海式食事でも、毎食とりたい穀類の中心に小麦があります。ですが、**パスタの原料である小麦は涼性で、体を冷やす陰の食べ物**です。中世のサレルノ養生訓でさえ、秋に小麦製品をとることを戒《いまし》めていたほどです。

また、イタリア料理といえば、一年中トマトを使う方も多いでしょう。**トマトは**十六世紀に南米から南イタリアへ伝えられた、**微寒性、体をやや冷やす陰の食べ物**です。ですから、陰にあたる秋冬にトマトソースのパスタばかり食べていると、体内に陰が増えすぎ、陽が足りなくなって体の冷えを招きます。**秋冬はできるだけ微寒性のトマトは控え、涼性である小麦のパスタよりも、平性である米を使ったリゾットのほうがお勧め**ということになります。逆に、羊肉や鹿肉が好きだからといって、陽の季節の春夏にそればかり食べていると、温性で陽を補う働きがある食材のため、陽が増えすぎてしまい、体が熱をもちやすくなります。

さらに、六つの味にも陰陽があります。**甘味・辛味・淡味は陽で、酸味・苦味・鹹味は陰**です。陽がだんだん盛んになる春夏は辛い物を食べたくなりますが、陽が旺盛になるにつれて辛味ばかりとりすぎないようにします。陰がだんだん盛んになる秋冬は、酸味はほどほどに、鹹味は大切ですからとりますがとりすぎないように、バランスをはかるのが基本です。

このように、五季や節気に合わせて、食材の五性や六味、効能を考えながら選ぶことが大切です。最初はむずかしく思えるかもしれませんが、食材を組み合わせるのがパズルみたいで、だんだんとおもしろくなってきます。

二十四節気と陰陽のグラフ

陰消陽長とは、陰の力が弱まり、陽の力が強くなる状態のこと。

冬から春、春から夏は陰の力が弱まって陽の力が強まり、夏から秋、秋から冬は陰の力が強まって、陽の力が弱まります。

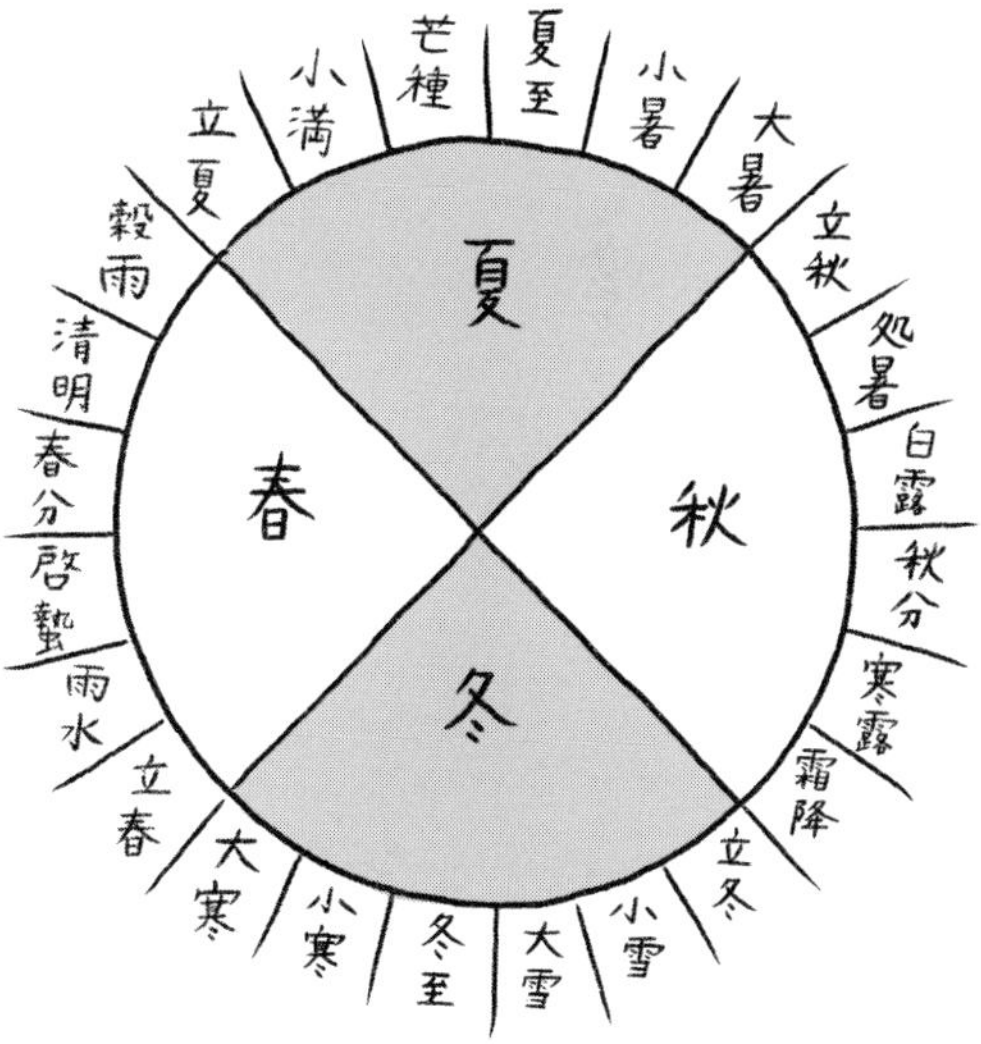

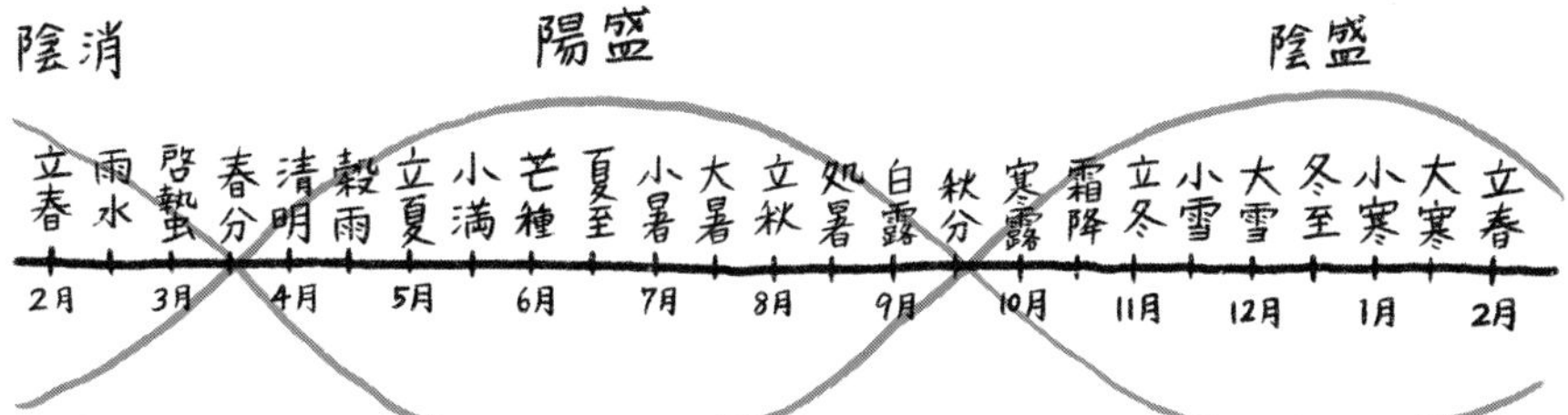

Column
イタリアマンマ秘伝のトマトソース

日射しが夏らしくなると、猛烈にトマトソースのパスタを食べたいと思うのは、冷やしを体が求めるからでしょうか。忙しい現代は、トマトソースでさえ缶詰やレトルトを使う方も多いですが、自分で作ればひとりあたり、その五分の一以下の費用でできてしまいます。材料も自分の目で選んで確かめられるので安心ですし、好みの味に調節できます。

◎材料［４人分］
トマトピューレ -- カップ2
玉ねぎ -- 1/4個
セロリ -- 10㎝
オリーブオイル -- 大さじ2
塩 -- 適量

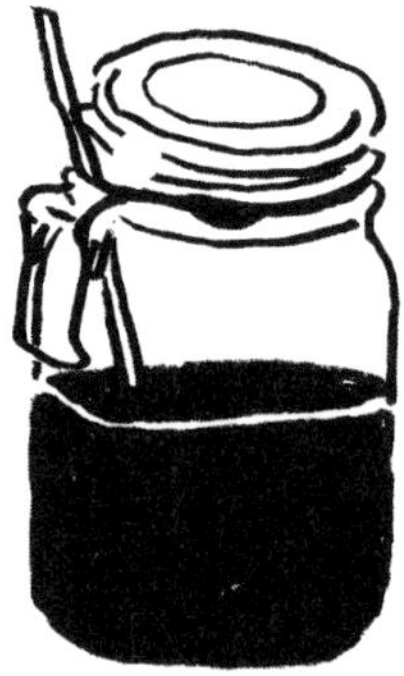

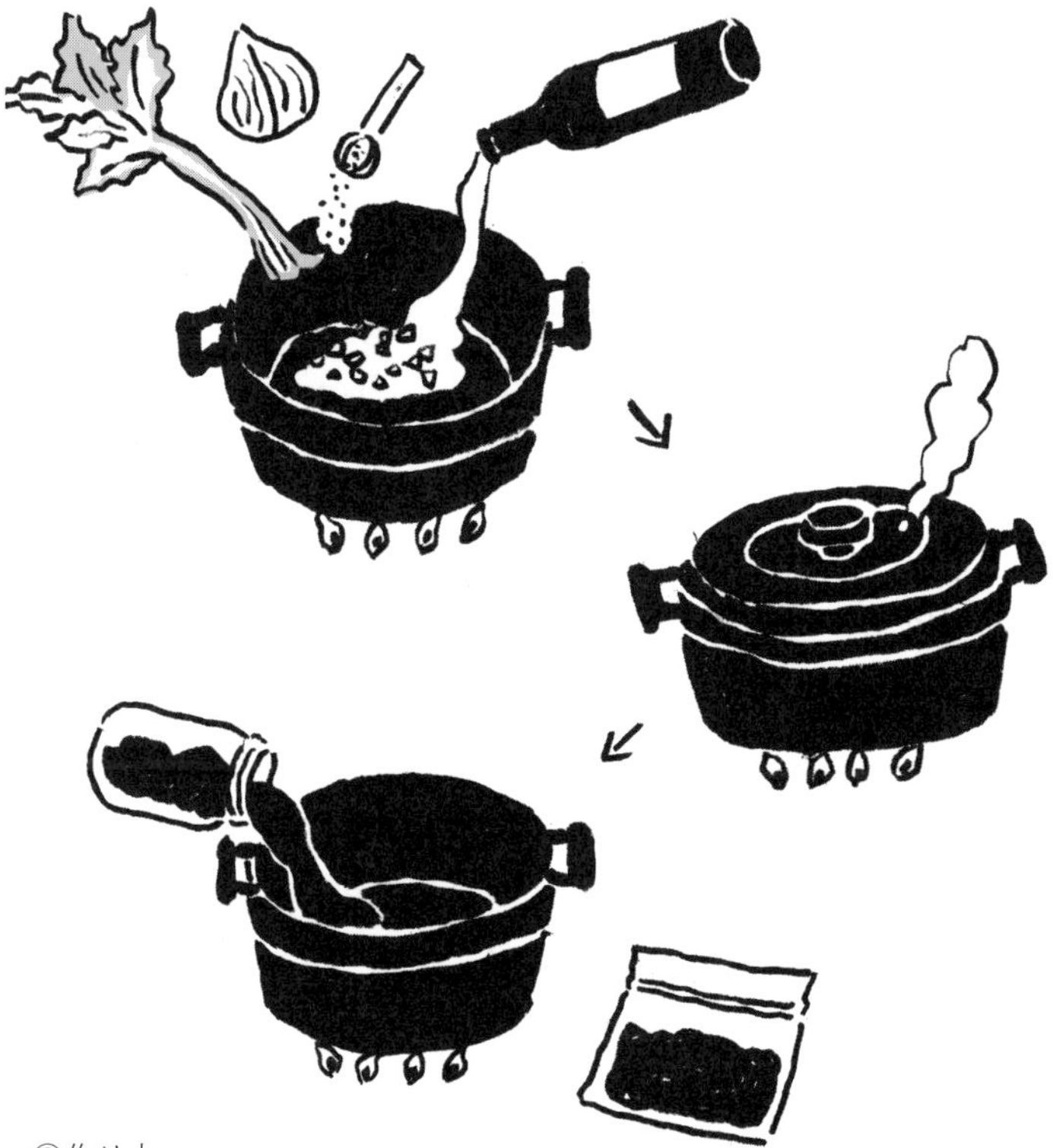

◎作り方

1. 鍋にオリーブオイルを熱し、みじん切りにした玉ねぎとセロリをさっと炒め、塩少々を加え、ふたをして弱火で5分蒸し煮にする。
2. トマトピューレを加え、ふたをしないで25分煮て、塩で味を調える。

※トマトソースは、カップ½ぐらいずつ保存容器やフリーザーバッグに入れ、1ヵ月冷凍保存可能。パスタソースや、肉・魚のソースとしても幅広く使えます。

◯バランスよく食べて五臓を養う

五季それぞれに対応する五臓があるとお話しました（P115参照）。それは五季に応じて養生するべき五臓という意味でもあります。**春は肝を、梅雨は脾を、夏は心を、秋は肺を、冬は腎を養います。養うというのは、食材の五性と六味、効能を使って、五臓をいたわり、その働きを高める**ということです。

季節ごとに養うべき五臓とその方法をP133にまとめました。五季の養生イタリア料理（P6〜19参照）の各季節のアドバイスも参考にしてください。

《春》　春は肝臓の働きが盛んになります。肝臓がうまく働かないと、イライラしたり、怒ったり、うつ状態になったり、不眠になったりします。寒さが残る早春は温性、温かくなる晩春は涼性で、甘味・辛味・適度な酸味の食べ物をとって、肝臓や胃腸を整えます。

《梅雨》　梅雨は脾臓の働きが盛んになる一方で、湿度が胃腸を疲れさせます。体の水分の代謝がとどこおり、食欲不振や胃のもたれ、むくみや下痢などを起こし、気の巡りも悪くなります。温性、甘味、香りがよい食材で気の巡りをよくし、食欲を誘い、体の余分な湿気を外に出しましょう。甘味は湿気をためやすい一面もありますので、分量に気をつけ、酸味ではなく辛味と組み合わせます。

《夏》　夏は心臓の働きが盛んになります。体が熱くなり、汗をかくことで水分が不足し、血流をさまたげて動悸や不眠、脱力が起こります。涼性・寒性の食べ物により熱を取り除きます。酸味は引き締め効果で汗を止め、鹹味は心臓を養います。冷え性や虚弱体質の人は寒性、苦味の食材を控えます。

《秋》　前半は暑さが残りながらも乾燥し、後半は冷えて乾燥します。秋は肺の働きが盛んになりますが、肺が乾燥すると、咳《せき》や痰《たん》が出たり、胸が痛くなったりします。肺は乾燥を嫌いますので、早秋は涼性・平性で甘味・苦味の食材により熱を取り、水分を生じさせます。晩秋は温性・平性で甘味・酸味の食材により肺をうるおします。

《冬》　冬は腎臓の働きが盛んになります。「あの人は精気がみなぎっている」などといいますが、この精気が蓄えられるのが腎臓です。平性・涼性で甘味・酸味・鹹味の食材により、腎臓の血と水分を補います。また、温性・熱性で辛味・鹹味・甘味の食材により、腎臓を温めて働きを高めます。体の水分や血、精気を補い、体を温める鹹味をとりますが、とりすぎは腎臓に負担をかけ、むくみが出るので注意します。

このような季節ごとの食養生を読むと、なんてややこしい！ と思われるかもしれません。**基本は、「多くの種類の食材を使って、バランスよく食べる」こと**です。中医学の古典中の古典に、「五つの穀物は体を養い、五つの果物は体を助け、五つの肉は体を補い、五つの野菜は体を充《み》たし、精気を補う」とあるとおりです。地中海式食事が勧める魚介類も、肉より多めにとりたいものです。

症状別改善イタリア料理

薬膳は本来、その人の性別や年齢、体質に合ったものを作るのがベストです。**季節や環境の変化によって体調を崩してしまったときは、体質や症状に合った食材をとることが必要です。**そのようなときに活用していただきたいのが、症状別改善イタリア料理（P20〜50）です。

「疲れが取れない」とひと言でいっても、症状と原因はさまざまで、いくつかのタイプに分けられます。**症状と照らし合わせて、自分はどのタイプなのかを選び、おすすめの食材を使っていきましょう。**症状別改善のためのレシピの考え方をざっと見ておきましょう。

季節ごとの五臓の養い方

季節	五臓	出やすい症状	五臓の養生ポイント	使う食材の性質	使う食材の五味
春	肝	イライラ 怒りやすい うつ 不眠	肝臓を整え 胃腸をいたわる	《早春》温性 《晩春》涼性	甘味、辛味、 適度な酸味（冷え性や虚弱の人は控える）
梅雨	脾	食欲不振 胃もたれ 重だるさ むくみ 下痢 無気力	胃腸を整える 体の湿気を外に出す 気の巡りをよくする	香りがよい食材 《寒湿期》温性 《暑湿期》 寒性・涼性と 平性・温性を バランスよく	甘味（組み合わせるなら酸味でなく辛味）
夏	心	体が熱い 汗をかき 喉が渇く 動悸 不眠 脱力	心臓を養う 熱を取り除く 汗を止める 乾きをうるおす	涼性、 寒性（冷え性や虚弱の人は控える）	酸味、鹹味、 適度な苦味（冷え性や虚弱の人は控える）
秋	肺	咳 乾燥 胸の痛み 便秘	《早秋》熱を取る、水分を生じさせる 《晩秋》肺をうるおす	《早秋》涼性、平性 《晩秋》温性、平性	《早秋》甘味、苦味 《晩秋》辛味、酸味
冬	腎	頭や関節、 足腰の痛み 冷え 筋肉や筋の けいれん 気管支炎 心脳血管疾患	体の水分と血、 精気を養う 腎臓の血と水分を 補う 腎臓を温めて 働きを高める	平性、涼性 温性、熱性	甘味、酸味、鹹味 辛味、甘味、 鹹味（とりすぎに注意）

○気・血・水分の不足を補う

もともとの体質だったり、年を取ったり、疲れたりすると、五臓の働きが衰え、体の気・血・水分が不足します。薬膳では、気を補う食材（米、鶏肉、いわしなど）、血を補う食材（ほうれんそう、にんじん、ぶどうなど）、体の水分を補う食材（牛乳、チーズ、卵など）という分類がありますので、それを使っていきます。

○余分な熱・水分・痰を取り除く

体内に熱をもちすぎたり、水分が多すぎたりしても不調の原因になります。また体内に水分がたまりすぎると痰が増えます。体内の熱を取る食材（小麦、セロリ、ズッキーニなど）、水分を取る食材（さくらんぼ）、痰を取る食材（あさりなど）を使っていきます。

○とどこおった気や血を巡らせる

気や血の流れがとどこおると痛みが出たり、うつ状態になったりすることがあります。オレンジの香りをかぐと、爽やかな気分になって、元気になる感じがしませんか。気の巡りをよくする食材（玉ねぎ、グリンピース、オレンジなど）や、血の流れをよくする食材（酢、ターメリックなど）を使っていきます。

○邪気を発散させる

邪気という言葉を聞いたことがあると思います。日本では災いをもたらす悪い気のように思われていますが、中医学で**邪気とは、病気をもたらす原因**のことをいいます。

春は風、梅雨は湿気、夏は暑さ、秋は乾燥、冬は寒さが、邪気になって不調をもたらすことがあります。その不調のひとつを、日本では風邪《かぜ》とか、かぜ気味とか呼んでいるのです。かぜの原因と対処法は季節によってちがいますが、邪気を発散させて体から追い出す食材（長ねぎ、しょうが／ミント、くずなど）を使うことがあります。まさに邪気を退散させるようなイメージです。

○陽を補う

体に陰が増えすぎると、冷えが生じ、それが痛みにつながることもあります。そのときは、陽を補う食材（羊肉、鹿肉、えび、くるみなど）を使います。

○内臓を温める

冷えが内臓まで達しているときは、内臓を温める食材（サーモン、ます、あじ、こしょう、唐辛子、スパイスなど）を使います。温性・熱性が主で、大熱性（シナモン）もあります。

○胃腸の働きを高めて便通を起こさせる

便秘にも症状と原因がいくつかあります。胃腸の働きを高めて便通を起こさせる食材（パイナップル、イチジク）をほかの食材と組み合わせて使うこともあります。

自分では体に気が足りないとか、水分が余っているとか、わかりにくいと思います。各レシピの症状にあてはめて、自分のタイプを知るようにしてみましょう。

この本では薬膳学上の分類すべての食材は挙げられませんが、第1章の各レシピの主な食材に効能が書いてありますので、参考にしてください。それ以外の食材にもしも興味があったら、薬膳専門の本をひもといてみてください。

薬膳はとくに病気予防を得意とします。症状が出はじめのときに食事で改善して、病気にまで進ませないでほしいと強く願っています。

皆さんの食卓のイタリア料理が、健康と幸せを運んできますように――。

イタリア北部アクイレイアに残る古代ローマ時代の魚のモザイク画。

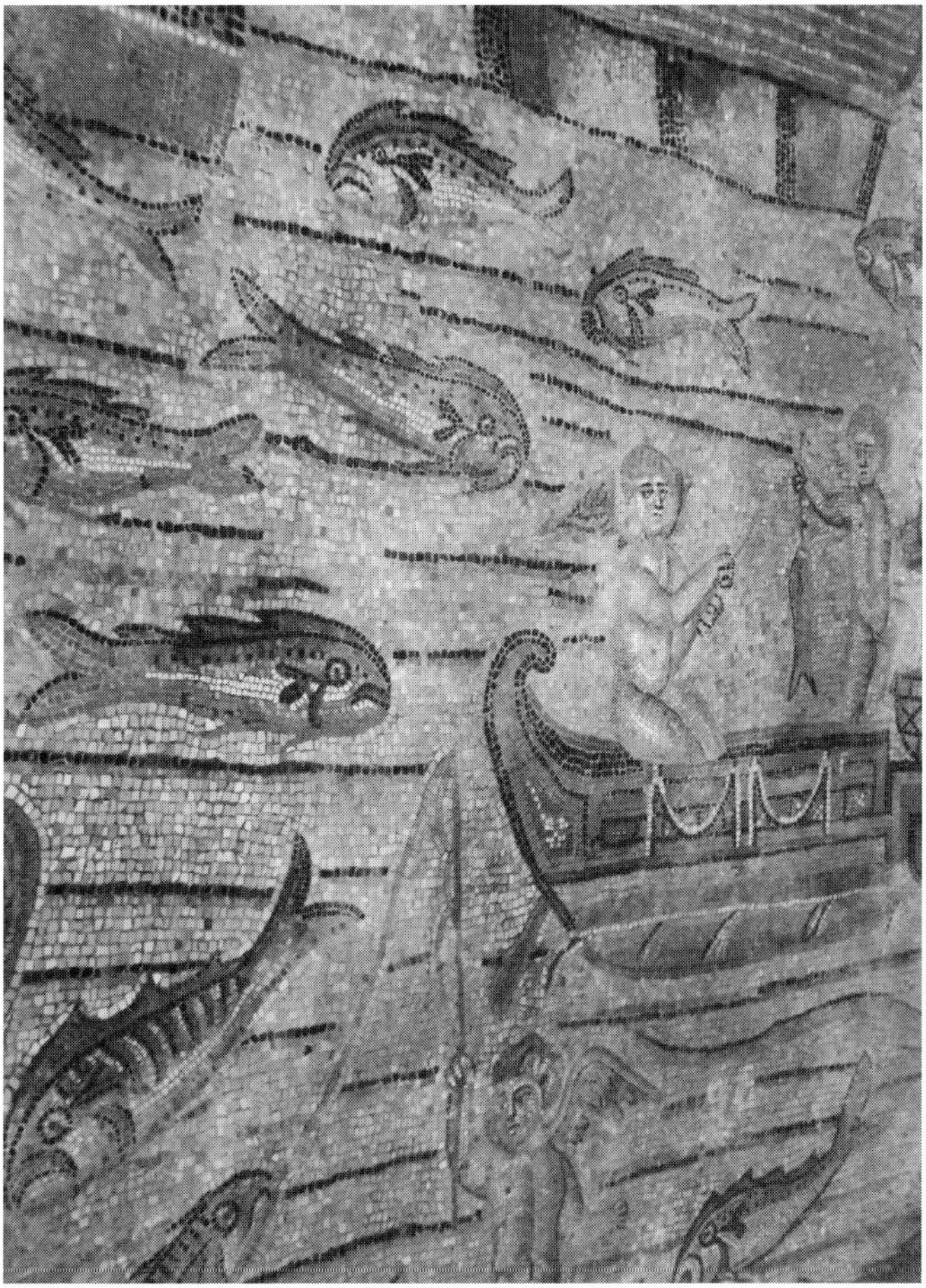

Column
現代イタリア人の食生活

イタリアは多くの新型コロナウイルス感染者を出しながらも、入院してから回復し、元の生活に戻っている高齢者もいました。ふだんの食生活と生活習慣が頑健な体をつくったのでしょう。

近年、イタリアの食餌療法専門医や、栄養学に詳しい料理家は、食材については、「戦前のイタリアに戻ること」を勧めています。戦後、イタリアの豚肉の消費量は十倍も増えており、脂質のとりすぎによる動脈硬化が案じられるからです。

肉を減らし、旬の野菜と果物を毎食とること。鉄分とカリウムが豊富な豆をとること。悪玉コレステロールを下げるアーモンドやくるみなどのナッツをとること。オリーブオイルをカロリー（大さじ1杯で約 90 キロカロリー）に気をつけながら使うこと。これを「地中海式食事」とはっきり言っ

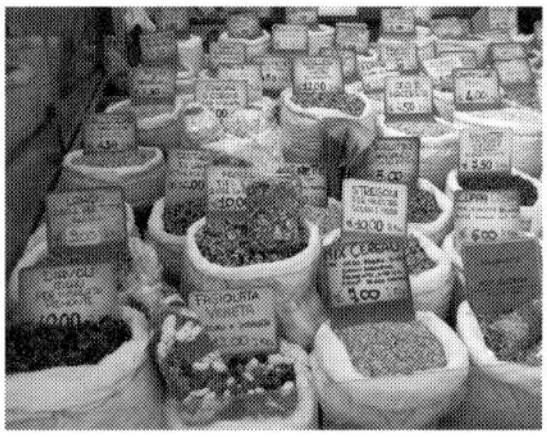

イタリア人がよく食べる豆は、白いんげん豆、レンズ豆、ひよこ豆。食物繊維やカリウムが豊富です。

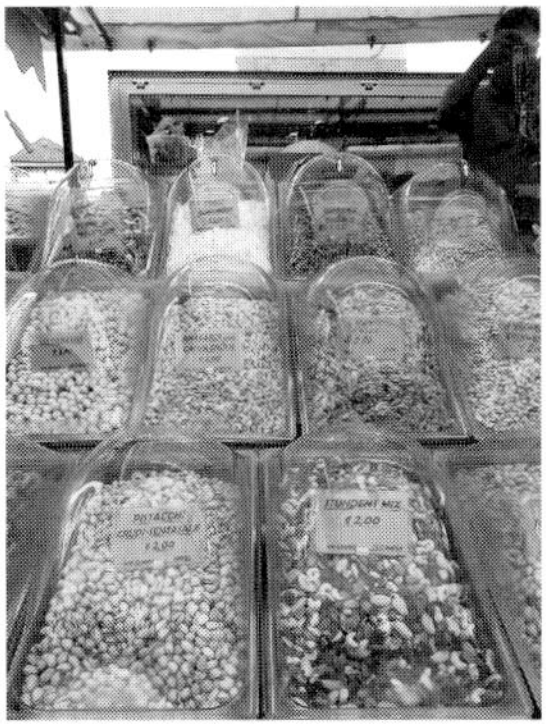

イタリア料理にアーモンドやくるみなどのナッツはよく使います。近年は市場の品揃えも豊富。

ている専門医もいます。さらに、戦前のように、化学肥料や除草剤を使わない有機農産品を勧める料理家も多いです。

また、ダイエットのために糖質制限をし、炭水化物をまったくとらないのは危険だと専門家は言います。脳の唯一のエネルギー源となるのは、糖質のひとつ、グルコース（ブドウ糖）だからです。パスタは一日80グラムまでにし、食物繊維、ビタミン、ミネラルが豊富な全粒粉のパスタをとれば、健康的に減量ができます。

ただし、戦前は満腹感を得るために揚げ物も多かったのですが、これはカロリーが高く、肝臓に負担を与えるとして勧めていません。ほかにも、砂糖入りの炭酸飲料、保存料入りで塩分や脂肪分が高いソーセージは避けるように言われています。

おわりに

三十代で茶道を、四十代で俳句を、五十代も終わりになって中医学と薬膳を学びました。生けた椿の蕾がまとう朝露、あざやかな新緑を俳句にするときのたかぶり、みずみずしいトマトを料理するときの夏の風。都市生活者であることはやめられませんが、五季を重んじ、自然と人は一体であると実感する道を歩んできたような気がします。

わたしの亡き父は内科医、亡き母は薬剤師でした。母は何度も病気をし、手術は人生で六回を数えました。それが、生まれもった体質のせいなのか、よきにつけ悪しきにつけ西洋薬が身近にあったせいなのか、過労のせいだったのかはわかりません。ですが、母を看取るときに、料理上手な母が愛した美味しい手料理で、病気になることを防いであげられていたらと強く思いました。それが薬膳と中医学を学ぶきっかけとなりました。

恩恵を受けてきた西洋医学や薬を否定するつもりはありません。これからの時代、西洋と東洋の科学や知恵が手をとり合えば、自然を、人を、よりよい方向へ導くのではないかと、新型肺炎の感染が広まるさなかで意を強くしました。

薬膳をとり入れたイタリア料理のレシピをつくるという難題を、すでにそれを教えておられた新田玲子さんにお願いしました。わたしたちにとって、「美味しいこと」が第一条件だったので、何度も試作を重ねて、読者のために時間を有効に使えるレシピを完成させてくださいました。第一章のレシピと説明、第二・三章のレシピはすべて新田さんによるものです。また、本草薬膳学院学院長の辰巳洋先生にもチェックいただきました。講談社エディトリアルの賀陽章子さん、本づくりに関わられたすべてのみなさまと合わせまして、心からお礼を申し上げます。

この本を読んでもう少し深く知りたいと思った読者のみなさんのために、参考図書とデータ出典を挙げておきます。

参考図書：
ヒポクラテス著『古い医術について』（岩波文庫）
西村暢夫著『イタリア食文化の起源と流れ』（文流）
北野佐久子編『基本ハーブの事典』（東京堂出版）
伊藤進吾・シャンカールノグチ監修『ハーブ&スパイス事典』（誠文堂新光社）
長友姫世著『オリーブオイル・ガイドブック』（新潮社）
辰巳洋著『実用中医学』（源草社）『実用中医薬膳学』（東洋学術出版社）『薬膳の基本』（緑書房）
辰巳洋主編『薬膳素材辞典』（源草社）

データ出典：

日本食品標準成分表２０１５年版（七訂）

CREA (Consiglio per la ricerca in agricoltura e l' analisi dell' economia agraria　農業研究・農業経済分析評議会)　https://www.alimentinutrizione.it/tabelle-nutrizionali/ricerca-per-alimento

The Seven Country Study　七カ国研究　https://www.sevencountriesstudy.com/

WCRF (World Cancer Research Fund International 世界がん研究基金)

https://www.wcrf.org

自分のために、大切な人のために、毎日が健やかでありますように。

中村浩子

新田玲子（レシピ・料理製作）
Reiko Nitta

イタリア料理家
国際薬膳師・国際薬膳調理師
イタリア繊維メーカー勤務ののち、トスカーナ州の企業勤務も含めて通算 8 年、イタリアで暮らす。家族の駐在のために暮らしたミラノで、イタリア家庭料理研究家、野尻奈津子氏より料理を学ぶ。イタリア滞在中、家族の絆の強さと食の大切さを実感し、帰国後の 2005 年よりイタリア料理の会 Tiramisù（ティラミス）を主宰。2010 年より本草薬膳学院にて公開講座として薬膳イタリア料理講座を年 6 回受けもち、薬膳イタリア料理レシピがすでに 200 点以上ある。2006 年より、東京誠心調理師専門学校のイタリア語非常勤講師。

中村浩子
Hiroko Nakamura

イタリア食文化文筆・翻訳家
国際薬膳師
東京外国語大学イタリア語学科卒。自動車メーカーを退職後、渡伊。帰国後、イタリアの新聞社『ラ・レプブリカ』極東支局長助手をへて、テレビや雑誌のイタリア語翻訳・文筆にたずさわる。城西大学エクステンションやリンガビーバ東京にてイタリアの食文化の特別講座をもつ。2010 年より、日本菓子専門学校のイタリア語外部講師。母の病と看取りをきっかけに薬膳を学び、薬膳の考え方をとり入れた健康増進・病気予防に役立つイタリア料理を考えて広めたいと、国際薬膳師の資格を取得。著書に『「イタリア郷土料理」美味紀行』（小学館文庫）。

Staff
料理撮影　齋藤 浩［講談社写真部］
デザイン　塙 美奈［ME&MIRACO］
イラスト　くぼあやこ
校閲　田村和子
イタリア写真提供　中村浩子、脇本道明
撮影協力　地中海フーズ、ヒナタノ
中医薬膳編集協力　辰巳洋［本草薬膳学院学院長、医学博士］

体《からだ》の不《ふ》調《ちょう》とおさらばできる
イタリア薬《やく》膳《ぜん》ごはん

2020年12月8日　第1刷発行

著　者　中村浩子《なかむらひろこ》、新田玲子《にったれいこ》
発行者　鈴木章一
発行所　株式会社 講談社
〒112-8001 東京都文京区音羽2-12-21
販売　Tel.03-5395-3606
業務　Tel.03-5395-3615
編　集　株式会社 講談社エディトリアル
代表 堺 公江
〒112-0013
東京都文京区音羽1-17-18
護国寺SIAビル
編集部　Tel.03-5319-2171
印刷所　凸版印刷株式会社
製本所　大口製本印刷株式会社

ISBN978-4-06-521814-3　143p　21cm